Anurag Sharma

Terapéutica a base de plantas: Una alternativa para la salud y la productividad del ganado

Anurag Sharma

Terapéutica a base de plantas: Una alternativa para la salud y la productividad del ganado

ScienciaScripts

Imprint

Any brand names and product names mentioned in this book are subject to trademark, brand or patent protection and are trademarks or registered trademarks of their respective holders. The use of brand names, product names, common names, trade names, product descriptions etc. even without a particular marking in this work is in no way to be construed to mean that such names may be regarded as unrestricted in respect of trademark and brand protection legislation and could thus be used by anyone.

Cover image: www.ingimage.com

This book is a translation from the original published under ISBN 978-620-2-01327-7.

Publisher:
Sciencia Scripts
is a trademark of
Dodo Books Indian Ocean Ltd. and OmniScriptum S.R.L publishing group

120 High Road, East Finchley, London, N2 9ED, United Kingdom
Str. Armeneasca 28/1, office 1, Chisinau MD-2012, Republic of Moldova, Europe
Printed at: see last page
ISBN: 978-620-7-61991-7

ÍNDICE

ACUSE DE RECIBO

Estoy seguro de que no hay palabras que puedan expresar adecuadamente mis sentimientos y mi alegría, al tiempo que expreso un profundo sentimiento de gratitud a muchas manos conocidas y desconocidas que me empujaron hacia adelante. Siempre estaré agradecido al presidente de mi comité asesor, el Dr. Naresh Kumar. Sus esfuerzos meticulosos, su orientación decidida, su planificación inteligente, su perspicacia científica, su estímulo inquebrantable y su valoración crítica de los manuscritos durante todo el curso de la investigación han dirigido la realización de este trabajo.

Extiendo mi más sincero agradecimiento a los amables y competentes miembros de mi comité asesor, el Dr. Ravindra Kumar, Profesor y Director, la Dra. Geetanjali Singh, Profesora Asociada (Departamento de Fisiología Veterinaria y Bioquímica), la Dra. Daisy Rani, Profesora Asociada, Departamento de Nutrición Animal y el Dr. D.R. Wadhwa, Profesor y Director, Departamento de Medicina Veterinaria, por sus constructivas sugerencias y amables consejos durante todo el periodo de estudio. Mi más sincero agradecimiento al Dr. P.K Dogra, al Dr. Madan Verma y al Dr. Varun Sankhyan por su generoso trato, su cordial y rápido apoyo, su inspiradora orientación, su carácter amistoso y su hábil dirección cuando ha sido necesario.

Estoy muy agradecido y reconozco debidamente la ayuda prestada por los miembros del personal no docente del departamento, especialmente el Sr. Bishan Das (Asistente de Laboratorio) por su oportuna asistencia y ayuda.

Ninguna expresión de agradecimiento será adecuada sin el reconocimiento de la beneficencia que me han otorgado mis queridos amigos, seniors y juniors, Dr. Akshay Sharma, Dr. Prince Chauhan, Dr. Rahul Bhardwaj, Dr. Smriti Saklani, Dr. Rakshita Sharma, Dr. Nirdeshika Chaudhary, Abhishek Sharma, Sachin Sharma, Kartik Singh Chaudhary y Rhythm Chaudhary por su apoyo realista y persistente durante todo el periodo de mi trabajo de curso e investigación. Un agradecimiento especial a Pururava Sharma, que ha estado ahí desde el principio y me ha ayudado en cada tarea. Debo la finalización con éxito de esta tesis a Anika Sharma. Su creencia, aprecio y atención me ayudaron a atravesar los momentos difíciles y a mantenerme centrado en mis objetivos.

Expreso mi gratitud y afecto a mis queridos padres, la Sra. Usha Sharma y el Sr. Ved Prakash Sharma, que me motivaron, guiaron y moldearon hasta la posición actual. También estoy agradecido a mi hermano menor, Chirag Sharma, por su afecto, sus sinceros deseos y sus sinceras oraciones. También tuve la suerte de recibir las bendiciones de mis abuelos en este viaje.

En el curso de este estudio, he recibido ayuda de muchas personas de una u otra forma, a las que no podría mencionar aquí individualmente por su nombre. Les ruego me disculpen la brevedad.

Finalmente, expreso mi gratitud a Dios Todopoderoso por darme esta vida para obedecerle y servir a la humanidad. Es Su nombre el que perdurará para siempre.

Lugar: Palampur, H.P. (INDIA)

ABREVIATURAS

approx.	Approximately
dL	Deciliter
g	Gram
GH	Growth hormone
HDL	High Density Lipoproteins
IU	International Units
kg	Kilogram
L	Litre
LDL	Low Density Lipoproteins
mg	Milligram
mL	Milliliter
ng	Nanogram
ppm	parts per million
SNF	Solids Not Fat
TAG	Triacylglycerol
VLDL	Very Low Density Lipoproteins
μM	Micromolar
μmol	Micromoles
μg	Microgram
$^\circ C$	degree Celsius

RESUMEN

El estudio se realizó con vacas lecheras cruzadas de raza Jersey divididas aleatoriamente en cuatro grupos, cada uno de ellos con seis animales. Las vacas de los grupos T1, T2 y T3 recibieron polvo de tallo de Giloy (150 g), o polvo de semillas de fenogreco (150 g), o una combinación de ambas hierbas (75 g de cada una) respectivamente, mezcladas con el pienso concentrado durante 60 días, mientras que el grupo de control (T0) recibió sólo el concentrado. La producción de leche se registró cada 5 días en[th] desde el día 0 (un día antes del inicio del tratamiento a base de hierbas) hasta el día 75 (15 días después de la interrupción de la alimentación a base de hierbas). Se tomaron muestras de leche y sangre quincenalmente, desde el Día 0 hasta el Día 75. Se analizaron las muestras de leche para determinar los parámetros de composición de la leche. Las muestras de leche se analizaron para determinar los parámetros de composición de la leche (grasa, SNF, proteína láctea y porcentaje de lactosa) y los minerales (Ca, P, Fe, Cu y Zn). Se analizaron muestras de plasma sanguíneo para determinar parámetros bioquímicos como glucosa, perfil lipídico (TAG, colesterol, HDL y LDL), perfil proteico (proteína total, albúmina, globulina y relación A: G) y perfil renal (nitrógeno ureico y creatinina) y minerales (Ca, P, Fe, Cu y Zn). Se observó que la administración de polvo de tallo de Giloy o polvo de semillas de fenogreco, solos o combinados, a vacas cruzadas Jersey en lactación no produjo ningún cambio significativo en la producción de leche. La grasa de la leche, el SNF, la proteína de la leche y la lactosa no cambiaron de forma significativa tras la administración de Giloy, Fenogreco o ambos. La suplementación con Giloy condujo a niveles significativamente más bajos de glucosa en sangre, mientras que el fenogreco solo o en combinación con Giloy fue eficaz en la reducción de los niveles de colesterol total y LDL en la sangre de vacas lecheras lactantes. La mayoría de los demás parámetros bioquímicos sanguíneos permanecieron inalterados en los animales de control y en los tratados. La suplementación con hierbas no influyó significativamente en ninguno de los elementos minerales (Ca, P, Fe, Cu y Zn) estimados en la leche y el plasma sanguíneo de las vacas lactantes utilizadas en este estudio.

CAPÍTULO I INTRODUCCIÓN

India es el mayor productor de leche del mundo, seguido de Estados Unidos, China, Pakistán y Brasil. India produjo 155,5 millones de toneladas de leche, mostrando un crecimiento anual del 6,27% y la disponibilidad per cápita fue de 337 gramos por día en el año 2015-16 (Informe Anual 2015-16, Departamento de Ganadería, Lechería y Pesca, Ministerio de Agricultura y Bienestar de los Agricultores, Gobierno de India). En la mayoría de los países en desarrollo, la leche es producida por pequeños productores y la producción de leche contribuye a los medios de subsistencia de los hogares, la seguridad alimentaria y la nutrición. El sector ganadero desempeña un papel importante en la economía general del país. El ganado vacuno, entre todas las especies ganaderas, sirve de núcleo en el desarrollo general de la nación en el sector agrícola.

La introducción de germoplasma exótico, instalaciones sanitarias adecuadas y técnicas de gestión ha traído consigo un inmenso crecimiento de la industria láctea de la India. La nueva alimentación científica y la suplementación con agentes herbales han contribuido significativamente a potenciar la producción de leche en los animales lecheros. La experiencia con el uso de agentes quimioterapéuticos no ha sido muy buena. El uso de fármacos sintéticos ha provocado riesgos para la salud de los animales lecheros y el mundo ha empezado a orientarse de nuevo hacia los conocimientos tradicionales autóctonos. Los galactogogos herbales son plantas medicinales que se utilizan para aumentar la producción de leche en los animales. Algunas plantas que tienen alcaloides específicos como principio activo muestran propiedades lactogénicas que pueden ayudar a la bajada de la leche. Por lo tanto, es esencial que las plantas con propiedades lactogénicas sean identificadas y validadas para su uso en medicina veterinaria en general y como galactogogos en particular.

El Ayurveda ha enumerado varias plantas herbáceas, aunque su inclusión en la medicina veterinaria no ha sido muy evaluada. Varias plantas como la alholva (*Trigonella foenum-graecum*), el hinojo (*Foeniculum vulgare*), la ortiga (*Utica diotica), la* ortiga (*Utica dioica*), la hoja de ortiga (*Utica urens*), la alfalfa (*Medicago sativa*), Cohosh negro (*Cimicifuga resebosa*), Jeevanti (*Leptadenia reticulada*), Cardo mariano (*Silbanum marianum*), Shatavari (*Asparagus racemous*) y Cardo bendito (*Cnicus benedictus*) son de naturaleza lactogénica (Mohanty et al. 2014). El giloy (*Tinospora cordifolia*), con sus propiedades lactogénicas y otros beneficios para la salud, se ha mencionado como hierba indispensable en el sistema indio de medicina (Sehgal y Sood 2013).

El fenogreco (*Trigonella foenum graecum*), conocido localmente como *methi,* es una de las hierbas más antiguas que crece en toda la India y otras partes del mundo. Sus semillas secas son una buena fuente de proteínas, grasas, fibra bruta, minerales y vitaminas, y poseen una amplia gama de aplicaciones terapéuticas. Se ha utilizado para diversas indicaciones, como facilitar la digestión y tener posibles efectos hipoglucemiantes y antihiperlipidémicos. Las semillas de fenogreco favorecen el metabolismo de la glucosa y reducen la absorción de colesterol y grasas. Además, se ha descubierto que estimula la secreción de insulina, tiene un efecto modulador sobre los niveles de lípidos en sangre y también posee propiedades antioxidantes. Además, se ha informado de que el fenogreco tiene actividades gastroprotectoras, antimicrobianas, anticancerígenas y antiinflamatorias. También se ha descrito su uso para reducir el peso y regular la función tiroidea. El fenogreco se menciona en los trabajos de varios investigadores como galactogogo natural en animales lecheros.

El giloy (*Tinospora cordifolia*), también conocido como *guduchi, ocupa* el primer lugar en la "*Ayurvedic Materia Medica*" y ha sido designado como "*Rasayana*" (Bhattacharyya y Bhattacharya 2013). Esta planta se menciona en la antigua literatura sánscrita como *Charak Samhita y Sushruta Samhita,* como un potencial sanador de muchas enfermedades. Se ha señalado que el giloy tiene propiedades anticancerígenas, estimulantes del sistema inmunitario, protectoras de las células nerviosas, antidiabéticas, reductoras del colesterol y protectoras del hígado. La planta también se utiliza como antibacteriano, analgésico, antipirético y para el tratamiento de la ictericia, enfermedades de la piel, diabetes, anemia, etc. Recientemente, el giloy también se ha estudiado por su uso como galactogogo en animales lecheros en la India.

Se cree que las sustancias de origen vegetal con un procesamiento mínimo no ejercen efectos nocivos en el ganado o los ejercen en grado mínimo. En cambio, se ha observado que los preparados sintéticos utilizados en animales afectan negativamente a su salud.

Entre las moléculas sintéticas utilizadas para aumentar la lactación, los antagonistas dopaminérgicos, como los antieméticos (metoclopramida y domperidona), los antipsicóticos (sulpirida y clorpromazina) y los análogos sintéticos de hormonas (oxitocina, somatotropina bovina recombinante, hormona liberadora de tirotropina y medroxiprogesterona) también se incluyen en la lista de galactogogos sintéticos (Tabares et al. 2014). Las drogas sintéticas disponibles comercialmente inducen un efecto adverso en el eje neuroendocrino del animal lactante. Su uso prolongado puede causar toxicidad, lo que abre una plataforma perjudicial para el estado normal de salud tanto de humanos como de animales. Por ello, los investigadores están mostrando un gran interés por las hierbas tradicionales, ya que son fáciles de conseguir, baratas y con la esperanza de que no dejen residuos tóxicos en la leche (Mohanty et al. 2014).

Dado que muchas plantas contienen un gran número de principios químicos activos con propiedades galactógenas, pueden utilizarse como hierbas medicinales para la bajada de la leche en animales lecheros. El Ayurveda menciona varios ingredientes vegetales que inducen la lactogénesis y la lactancia. Por lo tanto, es necesaria una evaluación exhaustiva, crítica y científica para incluir estas hierbas como potentes galactogogos herbales. Una gran cantidad de literatura ha hablado sobre el aislamiento de los principios activos de las hierbas a través de estudios *in vitro*, por lo que su seguridad y eficacia como tal siguen siendo una cuestión dudosa porque las preocupaciones teóricas no se han demostrado *en la* experiencia *in vivo*.

Himachal Pradesh, situado en el regazo del Himalaya noroccidental, es un estado con diversas culturas y tradiciones. La tierra es un rico repositorio de hierbas medicinales. Sin embargo, las zonas con una rica biodiversidad permanecen potencialmente inexploradas. Los conocimientos tradicionales sobre las plantas medicinales veterinarias silvestres y cultivadas utilizadas por los pueblos indígenas no han sido muy documentados en el estado. La población de hembras bovinas adultas de Himachal Pradesh es de 2,08 millones aprox. Las cruzadas (mayores de 2,5 años y más) contribuyen con el 39,92%, las autóctonas (mayores de 3 años) con el 29,30% y los búfalos (mayores de 3 años) con el 30,76% del total de la población bovina adulta (Censo Ganadero 2012). Himachal Pradesh es uno de los estados con una rica biodiversidad que solo aporta una escasa cantidad a la producción total de leche.

La mayoría de las prácticas ganaderas son realizadas por la población rural del estado. La escasez de tierras, los bajos ingresos, la escasez de servicios veterinarios y la exposición mínima a nuevos productos y tecnologías dificultan que los agricultores del estado obtengan grandes beneficios económicos. Un estudio exhaustivo sobre diversos ingredientes vegetales cultivados y silvestres como galactogogos herbales allanará el camino hacia una forma barata, económica y fácilmente accesible de aumentar la producción de leche y, por lo tanto, los ingresos de los agricultores.

Teniendo en cuenta la importancia de los galactogogos a base de hierbas, se planificó el presente estudio con los objetivos indicados:

1. Estudiar el efecto del polvo de semillas de fenogreco (*Trigonella foenum-graecum*) y del polvo de tallo de giloy (*Tinospora cordifolia*) sobre el rendimiento lechero de las vacas lecheras.

2. Estudiar el efecto del polvo de semillas de fenogreco (*Trigonella foenum-graecum*) y del polvo de tallo de giloy (*Tinospora cordifolia*) en la composición bioquímica de la leche y la sangre de vacas lecheras.

CAPÍTULO II REVISIÓN DE LA BIBLIOGRAFÍA

Desde la creación de la humanidad, el mayor impulso ha sido la búsqueda de alimentos para la existencia. La leche es un alimento casi completo, aunque deficiente en algunos microminerales y vitaminas. La demanda de leche y productos lácteos aumenta rápidamente. En el pasado, se logró un aumento sustancial de la producción con la aplicación de un amplio programa de desarrollo lechero: la Operación Inundación. Se sostiene que el futuro aumento de la producción de leche tendrá que satisfacerse incrementando la productividad de los animales lecheros (Gautam et al. 2010).

Los piensos concentrados fueron los principales responsables de la mejora de la producción en el pasado. La mejora genética de los animales, el suministro de piensos y forrajes y la prestación de servicios veterinarios de apoyo desempeñaron un papel crucial en el aumento de la producción de los animales lecheros. La investigación sobre productos vegetales naturales es uno de los ámbitos clave para aumentar la producción lechera en el futuro.

2.1 Producción lechera en India

La India ha sido bendecida con vastos recursos lácteos y no solo es el mayor productor de leche, sino también uno de los productores de leche de más rápido crecimiento y menor coste del mundo. La producción total de leche en el año 2015-2016 fue de 155,5 millones de toneladas. El sector ganadero en India se caracteriza por un número muy elevado y una productividad muy baja en todas las especies. El ganado vacuno es la especie más popular, seguida del búfalo, entre las unidades lecheras a pequeña escala. La población de hembras bovinas en India asciende a 215,79 millones y en Himachal Pradesh a 2,08 millones aproximadamente (Livestock Census 2012). Los productores marginales y pequeños constituyen el núcleo de la producción lechera en la India.

Los esfuerzos emprendidos por la Junta Nacional de Desarrollo Lechero no sólo han permitido aumentar la producción, sino también mejorar los métodos de transformación de la leche. El uso de técnicas modernas de cría también ha permitido mejorar el rendimiento, prolongar el periodo de lactación y acortar los intervalos entre partos.

La industria india de piensos ha desempeñado un papel importante en el aumento de la producción lechera del país. En India, la mayoría de los trabajos de investigación sobre alimentación animal son prácticos y se centran en el uso de subproductos, la mejora de los ingredientes y el aumento de la productividad del ganado (Vaidya 2001). Aparte de esto, el uso de suplementos basados en los conocimientos técnicos autóctonos sobre animales lecheros lactantes es lo más adecuado para los ganaderos marginales del país y del Estado.

2.2 Fisiología de la lactancia

El éxito de la lactancia en la vaca lechera requiere que la glándula mamaria produzca un gran número de células potencialmente secretoras de leche durante la gestación y el periodo seco. Posteriormente, estas células deben diferenciarse durante el periodo periparto para que el epitelio mamario desarrolle la maquinaria bioquímica y citológica necesaria para sintetizar y secretar leche. Tanto el crecimiento mamario como el inicio de la síntesis de leche dependen íntimamente de las complejas interacciones entre las hormonas hipofisarias, suprarrenales, ováricas y placentarias (Akers 1985).

2.2.1 Lactogénesis

La lactogénesis consiste en una serie de acontecimientos del proceso de diferenciación por el que las células mamarias pasan de un estado no secretor a un estado secretor (Tucker 1981). La lactogénesis puede explicarse como un mecanismo de dos etapas. La aparición gradual del precalostro en la glándula mamaria significa la primera etapa. El inicio de la secreción copiosa de leche en el momento del parto está marcado como la etapa dos de lactogénesis (Fleet et al. 1975).

La prolactina desempeña un papel fundamental en la lactogénesis al regular la síntesis de proteínas lácteas. La síntesis de caseína y alfa-lactoalbúmina se produce a un ritmo mayor bajo la acción de la prolactina (Devinoy et al. 1978). La expresión de receptores de prolactina en la glándula mamaria está positivamente relacionada con el aumento de la secreción de prolactina. Se ha reportado que la secreción de cantidades copiosas de leche tiene una correlación positiva con los niveles de prolactina en la sangre (Djiane 1977). La secreción de leche posparto se ve aumentada por otras hormonas, como la adrenocorticotropina, la hormona del crecimiento, el lactógeno placentario y las hormonas tiroideas, que actúan en sinergia con la prolactina baja (Tucker 2000). El papel de la hormona del crecimiento (secretada en el parto) en la lactogénesis parece ser sinérgico con la prolactina (Ingalls et al. 1973). Los glucocorticoides suprarrenales en la lactogénesis se han asociado con la secreción de leche. Se ha propuesto como mecanismo de acción de los glucocorticoides el aumento de la cantidad de ARNm de caseína (Devinoy et al. 1978).

El aumento de los niveles de estrona y estradiol-17 beta y la disminución de los niveles de progesterona son los cambios más evidentes en la sangre antes del parto en el ganado vacuno (Smith et al. 1973). El estrógeno y los glucocorticoides aumentan el número de receptores de prolactina (Sheth et al. 1978). La progesterona se une a un receptor de progesterona en el tejido mamario, pero también compite con los glucocorticoides por unirse al receptor de glucocorticoides (Collier y Tucker 1978). La progesterona bloquea la capacidad de la prolactina para inducir la síntesis de receptores de prolactina (Djiane y Durand 1977). La prostaglandina-F2α estimula la liberación de varias hormonas lactogénicas, entre ellas la prolactina, la hormona del crecimiento y los glucocorticoides (Louis et al. 1974).

2.2.2 Galactopoiesis

El término galactopoiesis significa mantenimiento de la lactancia. Está controlada por un complejo hormonal (Folley y Young 1941). La prolactina liberada durante el ordeño disminuye gradualmente a medida que avanza la etapa de lactación. Las concentraciones de prolactina en sangre están positivamente correlacionadas con la producción de leche en bovinos (Koprowski y Tucker 1973). La captación mamaria de prolactina de la sangre es mayor justo después de ser liberada de la pituitaria anterior. Además, la captación de prolactina es mayor al principio de la lactación, cuando la producción de leche es mayor, en comparación con la lactación media y tardía (Beck et al. 1979). El número de receptores de prolactina aumenta notablemente tras el parto, lo que complementa el mayor rendimiento de la lactancia (Holcomb et al. 1976).

La hormona del crecimiento es una de las hormonas del complejo hormonal de lactación con actividad galactopoiética. Se ha estudiado una relación lineal significativa entre la hormona del crecimiento y la producción de leche (Hutton 1957). Se informó que los animales de alto rendimiento tenían una concentración más alta de hormona de crecimiento que en el grupo de bajo rendimiento durante toda la lactancia (Hart et al. 1978). Se ha estudiado una mayor utilización del pienso para la producción de leche tras la inyección de hormona de crecimiento bovina. Se cree que la hormona de crecimiento bovina afecta al metabolismo de tejidos como el hígado, el músculo y el tejido adiposo, de forma que estos tejidos requieren menos energía y aminoácidos, aumentando así la disponibilidad de precursores de la leche para la glándula mamaria (Machlin 1973).

Los estudios realizados en los últimos años sobre la función de los glucocorticoides revelan su importante papel en la lactancia. Se ha descubierto que los glucocorticoides inducen el desarrollo del retículo endoplásmico rugoso necesario para la síntesis y secreción de los componentes de la leche, así como la expresión del receptor de prolactina. La síntesis de grasa y de lactosa está controlada por varias enzimas y los glucocorticoides contribuyen a la expresión de esas enzimas reguladoras (Casey y Plaut 2007). En otro estudio, se encontraron resultados similares relacionados con los receptores de prolactina. La especificidad de esta regulación está indicada por la falta de efecto de concentraciones molares iguales de otros esteroides (Sakai et al. 1979).

Se sabe que la insulina tiene un efecto depresor sobre el nivel de glucosa en sangre y la producción de leche en las vacas lecheras (Schmidt 1966). La disminución de la lactosa de la leche se atribuyó al bajo nivel de azúcar en sangre, mientras que la caída de la producción de leche se atribuyó a una disminución de la energía disponible (Gowan y Tobey 1931).

Dos hormonas importantes en el embarazo son el estrógeno y la progesterona. Aunque la progesterona inhibe el inicio de la lactación, no afecta a la lactación durante el periodo posparto (Herrenkohl 1972). Del mismo modo, el estrógeno no afecta a la lactancia, ya que no hay ningún efecto de la ovariectomía sobre la producción de leche en la lactancia establecida (Tucker 2000).

2.2.3 Expulsión de leche

La oxitocina es la hormona implicada en la eyección de la leche y estimula la expresión de la leche desde el tejido epitelial mamario hacia los pezones, lo que se denomina "bajada" de la leche o "eyección de la leche" (Nickerson et al. 1957). Cuando son estimulados por la oxitocina, los alvéolos se comprimen y la leche es expulsada hacia los conductos colectores más grandes para ser extraída por la cría (Lincoln y Paisley 1982). La eyección continua de leche depende de la presencia de concentraciones elevadas de oxitocina durante todo el ordeño. Cualquier interrupción del proceso de eyección de leche puede perturbar la extracción de leche (Bruckmaier y Blum 1997). Las concentraciones basales de oxitocina disminuyen desde el inicio hasta la mitad de la lactación y aumentan desde la mitad hasta el final de la lactación y aún más desde el final de la lactación hasta la involución (Gorewit et al. 1983).

2.3 Galactogogos

Bergman y Turner sugirieron en 1940 el término "galactopoiético" o "galactogogo" para las sustancias que aumentan la lactancia establecida. Independientemente, Folley y Young sugirieron el término "galactopoiético" para describir los preparados hormonales que aumentan la producción de leche en un animal ya lactante (Shaw et al. 1954). Los galactogogos son moléculas sintéticas o vegetales que median procesos complejos que implican la interacción entre factores físicos y fisiológicos. Entre los factores más importantes se encuentran hormonas como la prolactina (Tabares et al. 2014).

La producción de leche es esencial para la alimentación óptima de los lactantes y tiene un impacto directo sobre el crecimiento, el desarrollo y la salud en el periodo neonatal. Factores nutricionales y no nutricionales (asociados a la endocrinología, la salud, el clima y la gestión) afectan a la síntesis y secreción de leche.

2.3.1 Drogas y hormonas sintéticas

La oxitocina es una hormona liberada por la hipófisis posterior que provoca la contracción de las células mioepiteliales alrededor de los alvéolos y los pequeños conductos de la glándula mamaria (Ballou et al. 1993). Un estudio reveló que una dosis de 2,0 ó 3,0 UI de oxitocina administrada a través de la vena láctea conducía a rendimientos de leche ligeramente superiores (Gorewit y Sagi 1984). Se ha observado que la administración de oxitocina exógena a vacas durante una lactación completa aumenta la producción de leche en un 11,6% con respecto a las vacas que no reciben oxitocina (Nostrand et al. 1991). Se ha informado que la somatotropina recombinante y la somatotropina pituitaria aumentan la producción de leche sin afectar la composición de lactosa, proteína y grasa de la leche (Bauman y Eppard 1985). Se ha informado que la somatotropina bovina provoca una respuesta positiva en la producción de leche en búfalas sin cambios en la composición de la leche (Ludri et al. 1989).

La hormona liberadora de tirotropina es una hormona peptídica sintetizada en el hipotálamo, que estimula la secreción de hormona estimulante de la tiroides y prolactina por la pituitaria anterior (Tabares et al. 2014). A lo largo del tratamiento hormonal se produjo un ligero aumento de la producción de leche y también se han notificado porcentajes de proteína y grasa sin cambios (Convey et al. 1972). La metoclopramida y la clorpromazina antagonizan la liberación de dopamina en el sistema nervioso central, lo que aumenta los niveles de prolactina (Zuppa et al. 2010). La domperidona aumenta la prolactina y la producción de leche en la ubre. La sulpirida es un medicamento antipsicótico que actúa como galactogogo al aumentar la hormona liberadora de prolactina del hipotálamo mediante el bloqueo de los receptores de dopamina (Bharti et al. 2012).

2.3.2 Galactogogos a base de plantas

El uso de las plantas como medicina está muy extendido en todo el mundo. Se calcula que en todo el mundo se utilizan más de 35.000 especies vegetales con fines medicinales (Dandotiya et al. 2013). Los productos medicinales etnoveterinarios y a base de plantas tienen, en el mejor de los casos, múltiples efectos y son útiles en una gran variedad de enfermedades, así como por sus efectos beneficiosos para la salud de los animales domésticos. Aunque los avances modernos en el campo terapéutico han provocado un rápido declive de la medicina tradicional, los remedios a base de plantas siguen desempeñando un papel crucial como fuente potencial de ayudas terapéuticas en los sistemas sanitarios de todo el mundo, tanto para humanos como para animales (Chakraborty y Pal 2012).

Debido a la prohibición de la mayoría de los promotores del crecimiento antimicrobianos en la alimentación animal por sus efectos residuales, los extractos de plantas son cada vez más populares. Los extractos de plantas actúan como antibacterianos, antioxidantes, anticancerígenos, antifúngicos, analgésicos, insecticidas, anticoccidiales y promotores del crecimiento (Tipu et al. 2006). La mayoría de las hierbas y especias estimulan la función de las enzimas pancreáticas y algunas aumentan la actividad de las enzimas digestivas de la mucosa gástrica (Srinivasan 2005). El ecosistema microbiano del rumen está compuesto por una compleja población microbiana anaeróbica de bacterias, hongos, protozoos y arqueobacterias metanogénicas. Numerosos metabolitos producidos en el rumen durante la fermentación microbiana afectan a las funciones digestivas y metabólicas básicas y a la productividad del huésped (Frankic 2009). Por lo tanto, las preparaciones a base de hierbas son útiles para la salud general y la productividad, ya que aumentan las bacterias del rumen y los protozoos después del tratamiento (Bhatt et al. 2009).

Se ha observado que las raíces de Shatavari (*Asparagus racemoscis liliaceac*) aumentan la secreción de prolactina, lo que favorece la lactancia. Después de la alimentación de Shatavari, se ha reportado un aumento de la producción de leche en el conejillo de indias, cabras y búfalas (Behera et al. 2013). Se ha informado que la suplementación de raíz fresca de Shatavari a razón de 0,5 kg por día aumenta significativamente la producción de leche de las búfalas (p<0,01) (Kumar et al. 2008).

El cardo mariano (*Silbanum marianum*) se ha indicado como galactogogo (Sehgal y Sood 2013). Se ha notificado que aumenta los niveles circulantes de prolactina en ratas hembras (Capasso et al. 2009) e incrementa el flujo sanguíneo a las glándulas mamarias (Patel et al. 2013).

En la bibliografía figuran varias plantas como galactogogos herbales, pero la información sobre el mecanismo exacto de acción y su efecto en animales lactantes sigue siendo escasa. En general, actúan ejerciendo una influencia sobre el eje hipotálamo-suprarrenal-hipofisario-gonadal mediante el bloqueo de los receptores dopaminérgicos hipotalámicos o la inhibición de las neuronas productoras de dopamina (Mohanty et al. 2014). La alholva o *Methi* (*Trigonella foenum-graecum*) y Giloy (*Tinospora cordifolia)* fueron seleccionados para el estudio de investigación. La literatura relacionada con estas hierbas se ha revisado a continuación.

2.4 Alholva (*Trigonella foenum-graecum*)

El fenogreco (*Trigonella foenum-graecum*) es una leguminosa cultivada en la India. El endospermo de la semilla es rico en galactomanano y las semillas jóvenes contienen principalmente hidratos de carbono y azúcar. Las semillas maduras contienen aminoácidos, ácidos grasos, vitaminas y saponinas. Los principales constituyentes químicos del fenogreco son fibras, flavonoides, polisacáridos, saponinas y polisacáridos y algunos alcaloides identificados, como la trigonelina y la colina (Toppo et al. 2009).

2.4.1 Actividades farmacológicas del fenogreco

Se sabe que el fenogreco tiene varios efectos farmacológicos, como hipoglucemia, hipolipidemia, carminativo, estimulante gástrico, antidiabético y galactogogo. Investigaciones más recientes han identificado también propiedades antioxidantes, hepatoprotectoras, antiinflamatorias, antibacterianas, antifúngicas, antiulcerosas y anticancerígenas (Toppo et al. 2009).

2.4.2 Efecto en la producción y composición de la leche

En un estudio realizado con vacas lecheras, se ha observado que las semillas de fenogreco suministradas en la dieta mejoran el perfil de ácidos grasos funcionales de la leche, reducen la concentración de colesterol en sangre y producen concentraciones más bajas de colesterol en la leche sin alterar su sabor ni su aroma (Shah y Mir 2004).

Un estudio experimental en búfalas lactantes concluyó que la producción de leche, el SNF y la lactosa aumentaron significativamente (p<0,05) en el grupo de tratamiento, mientras que el contenido de proteína y grasa fue similar en los animales tratados con fenogreco y los de control (Abo El-Nor et al. 2007).

También se ha observado una mayor producción de leche en cabras alimentadas con fenogreco (Al-Shaikh et al. 1999). En un estudio realizado en cabras saudíes se observó que las cabras alimentadas con 60 g/día de polvo de semillas de fenogreco tenían una producción de leche significativamente mayor (p<0,05) que las del grupo de control (1236 ±38 frente a 1093 ±43 ml/día) (Alamer y Basiouni 2005). Una observación similar en cabras alimentadas con fenogreco se estableció con respecto al aumento de la producción de leche (p<0,05) junto con la disminución del contenido de grasa de la leche con un patrón inconsistente de proteína, lactosa y SNF (Elman et al. 2013). Las ovejas alimentadas con semillas de fenogreco a niveles de 0,6 y 1,2 g/kg de peso vivo en comparación con el grupo de control mostraron que la producción diaria de leche, el porcentaje de proteína de la leche y el SNF aumentaron significativamente (p<0,05), mientras que el porcentaje de grasa de la leche y la lactosa de la leche disminuyeron significativamente (Al-Sherwany 2015).

Las sustancias que aumentan la concentración de prolactina incrementan sin duda la producción de leche en los animales. Un estudio concluyó que el fenogreco administrado a cabras cruzadas de Damasco mostró una prolactina sérica significativamente más alta (p<0,05) y una mayor producción de leche en comparación con el grupo de control, lo que podría estar mediado por la estimulación de la hormona prolactina (Al-Janabi 2012).

2.4.3 Efecto en los parámetros sanguíneos

Se ha informado de que el extracto de semillas de fenogreco disminuye los niveles de colesterol total, VLDL y LDL en la sangre (Petit et al. 1993). Concuerda con los estudios de años posteriores que el tratamiento con fenogreco reduce selectivamente las fracciones LDL y VLDL del colesterol total sin efectos toxicológicos (Al-Habori y Raman 1998). Las fracciones HDL mostraron una tendencia opuesta (p=0,024) en ratas alimentadas con fibra dietética soluble de fenogreco, mientras que los triglicéridos, el colesterol y las LDL disminuyeron significativamente (Hannan et al. 2003).

Las saponinas y el galactomanano del fenogreco inducen un notable retraso en la absorción de LDL y triglicéridos junto con un notable aumento de los niveles de HDL. La fracción de saponina aumentó significativamente el contenido de glucógeno hepático y suprimió el nivel de glucosa en sangre (Hamden et al. 2010). Se ha indicado que las saponinas son el componente hipocolesterolémico de las semillas de fenogreco que interactúan con las sales biliares en el tracto digestivo (Stark y Madar 1993).

La actividad hipoglucemiante de las semillas de alholva (*Trigonella foenum-graecum*) en animales de experimentación está bien documentada (Raghuram et al. 1994). Se ha informado de que la actividad hipoglucémica *in vivo* está mediada, al menos en parte, por la activación de una vía de señalización de la insulina en adipocitos y células hepáticas (Vijayakumar et al. 2005). El tratamiento con extracto alcaloide de semillas secas de fenogreco produjo una reducción significativa de la glucosa en sangre y un aumento de la insulina sérica, lo que podría deberse a su contenido en alcaloides (El-Soud 2007). Se observaron niveles más bajos de glucosa (p<0,05) y urea (p<0,01) en cabras alimentadas con semillas de fenogreco.

(Alamer y Basiouni 2005) (Al-Janabi 2012). También se ha observado que el galactomanano presente en las semillas de alholva inhibe la lesión renal inducida por la diabetes al reducir el contenido de urea y creatinina en el plasma (Hamden et al. 2010).

En un estudio realizado en cabras lecheras (Al-Shaikh et al. 1999) no se observaron diferencias significativas en los niveles de proteína total, albúmina, globulina, colesterol, glucosa y lípidos totales en plasma sanguíneo con la suplementación de fenogreco. Un experimento con la alimentación con fenogreco mostró que los niveles de proteína total, globulina y glucosa aumentaron significativamente, mientras que el colesterol y la urea en sangre disminuyeron significativamente al añadir polvo de semillas de fenogreco a la ración basal a niveles de 50 o 100 g/vaca/día (Nasser 2013). Un estudio mostró una disminución del colesterol en sangre, pero no indicó ningún efecto significativo sobre los triglicéridos, la proteína total y la globulina en vacas frisonas (Maher y N.M.B. 2013).

Los tratamientos con semillas de fenogreco mostraron un aumento significativo (p<0,05) de la glucosa en sangre, la proteína total, la albúmina y la creatinina en búfalos (Abo El-Nor et al. 2007). Por el contrario, se ha evaluado que las semillas de fenogreco reducen significativamente los niveles séricos de glucosa y creatinina en ratas diabéticas inducidas por estreptozotocina (Eidi et al. 2007). También se ha estudiado la suplementación de polvo de semillas de fenogreco en las dietas de pollos de engorde, que disminuyó significativamente el colesterol sérico, la proteína total, la albúmina y el calcio (Mamoun et al. 2014). El tratamiento con polvo de semillas de fenogreco restauró los niveles séricos de urea y creatinina, así como las actividades de la fosfatasa alcalina, la aspartato aminotransferasa y la alanina amonitransferasa en ratas irradiadas con radiación gamma, que mostraron un aumento de estos parámetros bioquímicos tras la exposición (El-Tawil 2009).

2.5 Giloy (*Tinospora cordifolia*)

Conocido comúnmente como "Giloy" o "Guduchi", es un importante fármaco de los sistemas de medicina indios y se utiliza en medicina desde tiempos inmemoriales (Sinha et al. 2004). Es un arbusto grande, caducifolio y trepador perteneciente a la familia *Menispermaceae*, que se encuentra en toda la India. Se conoce como planta moonseed de hoja de corazón en inglés, "Guduchi" en sánscrito y "Giloy" en hindi.

El tallo es suculento, largo, filiforme, carnoso y de naturaleza trepadora. Las raíces aéreas surgen de las ramas. Las hojas son simples, alternas, largamente pecioladas, redondas, pulvinadas, acorazonadas, parcialmente retorcidas y la lámina es ovada. Las flores son unisexuales, de color amarillo verdoso y aparecen cuando la planta no tiene hojas. Aunque todas las partes de la planta tienen valor terapéutico, el tallo es la parte más utilizada en los preparados medicinales (Mittal et al. 2014).

2.5.1 Actividades farmacológicas de Giloy

Entre las diversas propiedades farmacológicas que se han estudiado se incluyen las actividades antioxidante, antidiabética, renoprotectora, anticancerígena, hepatoprotectora, cardioprotectora, antibacteriana, antifúngica, antivírica, antiinflamatoria, antiartrítica, hipoglucémica, hipolipidémica e hipocolesterolémica. En seres humanos, se ha observado que el giloy mejora la concentración y la memoria, junto con su actividad inmunomoduladora (Mittal et al. 2014). Los granjeros del estado utilizan el giloy para mejorar la lactancia de los animales lecheros (Sehgal y Sood 2013).

2.5.2 Efecto en la producción y composición de la leche

La suplementación dietética de giloy (*T. cordifolia*) periparto en 15 vacas preñadas de raza cruzada Karan Fries mostró un aumento (p<0,05) de la producción de leche a lo largo de 305 días de lactación. La composición de la leche (grasa, proteína, lactosa y SNF) fue similar en el grupo de control y en el de tratamiento. También se observó una reducción significativa (p<0,05) en el recuento de células somáticas durante el periodo experimental (Mallick y Prakash 2011).

La dieta suplementada con Giloy (*T. Cordifolia*) en búfalas Murrah llevó a la conclusión de que hubo un aumento significativo (**p<0**,05) en la producción media de leche (kg/día) en el grupo de tratamiento (8,07±0,14) que en el control (7,16±0,10), mientras que las diferencias en los constituyentes de la leche (Proteína, Grasa, SNF y Lactosa) entre los grupos no fueron significativas (Mir et al. 2014).

Un estudio similar sobre los parámetros de producción de búfalas Murrah lactantes suplementadas con giloy (*T. cordifolia*) mostró un aumento significativo (p<0,05) en la producción de leche, junto con ningún cambio en el porcentaje de grasa láctea, el porcentaje de lactosa y el porcentaje de SNF. Sin embargo, se observó un cambio significativo en el porcentaje de proteína de la leche del grupo de tratamiento cuando se alimentó con una dosis de 120 g/día/animal (Mir et al. 2015).

2.5.3 Efecto en los parámetros sanguíneos

El extracto de raíz de *T. cordifolia* demostró el efecto hipolipidémico en ratas diabéticas alloxan (Stanley et al. 1999). Se observó que el extracto de raíz, del que se ha informado que tiene efecto hipoglucémico e hipolipidémico, reduce el colesterol sérico y tisular, los fosfolípidos y los ácidos grasos libres (Stanley et al. 2000). La administración oral del extracto de las raíces *de T. cordifolia* durante 6 semanas produjo una reducción significativa de la glucosa en sangre y orina y de los lípidos en suero y tejidos en ratas diabéticas alloxánicas (Stanley et al. 2003).

Sin embargo, los extractos no tuvieron efectos significativos sobre los niveles totales de lípidos en conejos normales y diabéticos tratados con aloxano. Se ha informado de que los extractos de las hojas de *T. cordfolia* tienen una acción similar a la insulina y pueden reducir significativamente la glucosa en sangre, pero no los niveles totales de lípidos en conejos normales y en conejos diabéticos inducidos por alloxan (Wadood et al. 1991). Se ha evaluado la inmunidad de la glándula mamaria de la misma hierba y su potencial terapéutico contra la mastitis subclínica bovina (Mukherjee 2010).

El suero de las ratas tratadas con *T. cordifolia* mostró un aumento del nivel de inmunoglobulinas. Un aumento significativo en el recuento de glóbulos blancos y células de la médula ósea indicó un efecto estimulante sobre el sistema hemopoyético. Por lo tanto, se concluyó de este estudio que *T. cordifolia* (tallo) muestra una potente acción inmunomoduladora (Aher y Wahi 2010).

El extracto alcohólico de *T. cordifolia* (500 mg/kg de peso corporal, por vía oral) redujo el aumento de los niveles de creatinina sérica, nitrógeno ureico en sangre y fosfatasa alcalina en la nefrotoxicidad inducida por cisplastina en ratas. Los resultados de este estudio revelaron que el extracto alcohólico de tallo de *Tinospora cordifolia* tiene acción curativa contra la nefrotoxicidad inducida por cisplatino (Khanam et al. 2011).

La administración de suplementos de *T. cordifolia* a búfalas Murrah lactantes durante la estación invernal a razón de 120 g/animal/día desde el día 3 hasta el día 75 de la lactancia provocó un aumento general de la actividad de la catalasa plasmática y de la concentración de la hormona del crecimiento en comparación con el control. No se observaron diferencias significativas en las concentraciones de cortisol, ácidos grasos no esterificados y glucosa de las búfalas de control y de tratamiento (Mir et al. 2013). El grupo suplementado con *T. cordifolia* mostró que la concentración plasmática de glucosa y el nivel de somatotropina fueron mayores (p>0,05) que el control. El nivel medio de ácidos grasos no esterificados y cortisol en el grupo de tratamiento fue significativamente (**p<0,05**) inferior al del control (Mir et al. 2014).

2.6 Minerales en la leche

El calcio desempeña una importante función estructural. Los cambios del calcio ionizado intracelular y extracelular suelen estar relacionados y tienen importantes funciones secretoras y excitadoras. El fósforo es necesario para la estructura ósea, aunque también desempeña un papel importante en la estructura de la pared celular, el almacenamiento de energía en forma de ATP, el transporte de oxígeno y el equilibrio ácido-base (Baker y Worthley 2002).

Los oligoelementos desempeñan papeles clave en la función inmunitaria, el metabolismo energético y proteico de la reproducción, la función enzimática, la reparación, la integridad y el mantenimiento celulares. Los microminerales desempeñan un papel importante en el metabolismo de los hidratos de carbono, las proteínas y los ácidos nucleicos como cofactor/metaloenzima, por lo que cualquier cambio en su nivel puede alterar la producción de hormonas reproductivas y de otro tipo (Kumar et al. 2011).

Para evaluar el estado mineral de las vacas lecheras tras la administración de suplementos a base de hierbas, es necesario investigar el contenido de minerales en plasma y leche de las vacas. Se analizaron macrominerales (calcio y fósforo) y microminerales (hierro, cobre y zinc) en muestras de sangre y leche.

Singh et al. (1972) informaron de que los valores de fósforo y calcio en plasma sanguíneo eran de 6,52±0,28 y 10,9±0,55 mg por ciento en novillas de búfalo Murrah. Los niveles de fósforo fueron ligeramente superiores en los grupos jóvenes que en los adultos. Sharma et al. (2003) realizaron un estudio en 4 distritos de las colinas de Kumaon, Uttrakhand, para registrar el estado mineral del suero bovino. Oscilaba entre 10,29-11,74 mg/dL para el calcio y 4,2-5,57 mg/dL para el fósforo. Luca et al. (1976) resaltaron la importancia de la relación calcio/fósforo en el plasma sanguíneo y observaron que estaba positivamente correlacionada con la fertilidad, alcanzándose la mejor fertilidad con una relación de 2:1.

Los estudios sobre los niveles de calcio en la leche revelaron que el contenido medio de calcio en la leche de las razas, según los informes, variaba entre 1,11 g/L para el Ayrshire y 1,46 g/L para el ganado Jersey. El contenido medio de calcio en la leche de todas las razas en un estudio realizado en rebaños lecheros comerciales del sudeste de Pensilvania fue de 1,25 g/L (Cerbulis y Farrell JR 1975). El calostro de la vaca es una fuente rica en calcio y disminuye rápidamente tras el parto. El contenido de calcio aumenta al final de la lactación (Rook y Campling 1965).

Arora y Gupta (1969) informaron de que el contenido de calcio de las vacas Nimari no mostraba grandes variaciones durante el periodo de lactación. Sebela y Klicnik (1975), mientras trabajaban sobre la diferencia en la composición de la leche, informaron que la leche de vacas de alto rendimiento contiene una concentración significativamente mayor de calcio que la leche de vacas de bajo rendimiento. El nivel más alto de calcio en el calostro fue observado por Kume y Tanabe (1993), y se encontró que disminuía rápidamente 24 horas después del parto. Además, informaron de que los niveles de calcio en el calostro disminuían a medida que aumentaba el número de lactancias, aunque se estabilizaban después de la tercera lactancia.

El fósforo se encuentra en la leche en las fracciones proteica, lipídica e inorgánica. El promedio de fósforo de la leche de las razas varió de 1.01 g/L para la Holstein a 1.33 g/L para la Jersey. El contenido medio de fósforo total de la leche de todas las razas fue de 1,15 g/L (Cerbulis y Farrell 1975). La concentración de fósforo inorgánico en la leche (75 mg/dL) es aproximadamente 11 veces la concentración en el plasma (Forar et al. 1982). La concentración de fósforo en el calostro fue máxima en el momento del parto y disminuyó rápidamente a las 24 horas postparto. El valor máximo disminuía a medida que aumentaba el número de lactancias, pero se informó que se estabilizaba después de la tercera lactancia (Kume y Tanabe 1993).

Hussain et al. (2003) evaluaron el perfil mineral en suero de ganado vacuno en Bareilly. Encontraron que los valores medios de Zn, Fe y Cu eran de 124,89±12,59 µg/dL, 131,64±10,96 µg/dL y 92,78±3,19 µg/dL respectivamente. Pankaj et al. (2003) evaluaron el perfil mineral sérico de búfalos. Se encontró que los niveles medios de Zn, Fe y Cu estaban en el rango de 125,47±12,61 µg/dL, 133,14±11,26 µg/dL y 94,17±3,25 µg/dL respectivamente. Pavlata et al. (2005) informaron de 12,21±3,19 µmol/L como nivel medio de zinc en suero sanguíneo de vacas lecheras y de un nivel de cobre en el rango de 13,62±2,62 µmol/L.

La leche no contiene una cantidad satisfactoria de microminerales. Se ha informado de que el contenido de hierro en la leche de vaca es de unos 0,572 mg/kg, una cantidad baja en comparación con la de búfala, de 0,88 mg/kg (Enb et al. 2009). Se ha informado que el contenido de hierro en la leche de vacas cruzadas Jersey es tan alto como 2,57 ppm al principio de la lactación, que disminuye a medida que avanza la lactación (Phukan et al. 2002). Kuam y Hellwig (1928) hallaron que el contenido de cobre por litro variaba de 0,2 a 0,8 mg. Los niveles de zinc en la leche oscilaban entre 1-5µg/mL (Lonnerdal et al. 1981).

2.7 Alimentación y producción de leche

Los pequeños agricultores de los países en desarrollo disponen de recursos limitados para alimentar a su ganado rumiante. Los recursos disponibles son esencialmente forrajes de baja digestibilidad (tanto verdes como maduros), pajas, residuos de cultivos y subproductos agrícolas que, por lo general, son bajos en proteínas.

En el rumen, los hidratos de carbono (no los lípidos ni las proteínas) son la principal fuente de energía para el crecimiento microbiano. Los ácidos grasos volátiles resultantes de la fermentación de los carbohidratos son la principal fuente de energía para el metabolismo corporal, pero los lípidos y los aminoácidos también pueden servir como fuentes de energía. El grado en que los lípidos corporales y la glucosa sanguínea son utilizados por la glándula mamaria confunde la relación entre la dieta y la producción de leche (Nocek y Russell 1988). Las raciones para vacas lecheras en lactación suelen formularse en función de las necesidades proteicas (por ejemplo, la proteína bruta) y energéticas (por ejemplo, la energía neta para la lactación). Sin embargo, para conseguir la máxima producción, las raciones para vacas lecheras deben estar equilibradas en fibra efectiva, carbohidratos no estructurales, proteína ruminal no degradada, proteína soluble, grasa bypass y contenido lipídico de la dieta.

La relación entre el mayor nivel de alimentación a base de concentrados y la producción de leche se ha correlacionado positivamente ($p<0,001$), mientras que la concentración de proteína en los concentrados tuvo un efecto no significativo sobre la producción de leche. Hubo una tendencia hacia una mayor respuesta al aumento de la concentración de proteína en el nivel más alto de alimentación (Mayne y Gordon 1984).

A veces, el aumento de la frecuencia de alimentación podría incrementar en menor medida la concentración de grasa láctea y la producción de leche. Se han comunicado varias respuestas positivas estadísticamente significativas en relación con el efecto del aumento de la frecuencia de alimentación sobre la grasa láctea y la producción de leche. No hubo pruebas de que la concentración de proteína láctea, la concentración de lactosa o los cambios en el peso corporal se vieran afectados por el cambio en la frecuencia de alimentación (Gibson 1984). Se han estudiado diversos niveles de proteína bruta en animales con referencia a la producción y composición de la leche. Se estudió que el contenido de grasa de la leche aumentaba linealmente ($p<0,01$) y el SNF mostraba una tendencia lineal ($p=0,08$) con el aumento del contenido de proteína bruta de la dieta, pero no hubo ningún efecto de la proteína bruta de la dieta sobre la producción de leche, el contenido de proteína de la leche y el contenido de lactosa (Colmenero y Broderick 2006).

La formulación de una dieta equilibrada satisface los requisitos de mantenimiento y producción del ganado lechero. La alimentación de la ración mixta total es beneficiosa para la ingesta proporcional de todos los ingredientes del alimento, la ingesta total de alimento y una mejor digestibilidad de los nutrientes, lo que resulta en una mayor producción de leche (Gupta et al. 2014). Con una ración equilibrada, la energía y la proteína de la dieta pueden utilizarse de manera más eficiente en las vacas lactantes. Al alimentar con una ración equilibrada, la producción media diaria de leche aumentó ($p>0,05$) de 7,50 a 8,45 kg y la grasa láctea del 3,98% al 4,22% en vacas cruzadas de Gujrat (Vaghamashi et al. 2016).

El forraje verde tuvo un impacto significativo y positivo en la producción de leche en todas las estaciones para las búfalas y los animales lecheros cruzados, excepto en la estación de lluvias para las vacas cruzadas, mientras que los concentrados tuvieron una influencia positiva en la producción de leche en todas las estaciones para las vacas cruzadas y en las estaciones de lluvias y verano para las búfalas (Patel et al. 1982).

En los rumiantes existe una fuerte interacción entre el metabolismo de los carbohidratos y el de las proteínas, ya que la digestión es principalmente microbiana. Si hay una deficiencia o una utilización ineficaz de la proteína bruta, la digestibilidad de los hidratos de carbono puede disminuir. Por otra parte, si no se dispone de suficientes carbohidratos para igualar a las proteínas, el nitrógeno puede perderse en forma de amoníaco ruminal. De ahí que los niveles de proteína bruta y energía de la dieta puedan afectar profundamente a la producción de leche de los animales lecheros (Nocek y Russell 1988).

CAPÍTULO III MATERIALES Y MÉTODOS

3.1 Materiales

3.1.1 Animales de experimentación

El ensayo del estudio de investigación se llevó a cabo en vacas sanas cruzadas de raza Jersey, en distintas fases de lactación, mantenidas en la Granja Ganadera de Instrucción, Facultad de Veterinaria y Ciencias Animales, CSKHPKV, Palampur (Himachal Pradesh).

Los animales experimentales se mantuvieron en un sistema de estabulación libre, bajo las condiciones estándar de alimentación y manejo que se siguen en la explotación ganadera. Los animales se alimentaron dos veces al día y recibieron agua *ad libitum*. El forraje principal suministrado a las vacas durante todo el estudio consistió en setaria, maíz, sorgo y hierba local. Además, los animales recibieron concentrado durante el ordeño. Una mezcla mineral constituía el 3% del pienso concentrado. La composición del concentrado figura en el cuadro 3.1.

Tabla 3.1: Composición de los piensos concentrados suministrados a las vacas lecheras (por 100 kg)

Ingrediente	Cantidad (kg)	Ingrediente	Cantidad (kg)
Maíz	30	Mezcla mineral	3
Salvado de trigo	10	Urea	1
Salvado de arroz	15	Pastel de algodón	8
Pastel de frutos secos	10	Copos de soja	5
Cal en polvo	1	Tarta de mostaza	9
Melaza	6	Bypass de grasa	1
Sal	1	**Total**	**100**

3.1.2 Ingredientes del ensayo de investigación

Las semillas de fenogreco (*Trigonella foenum-graecum*) se adquirieron en el mercado local, se secaron, se molieron y se almacenaron. El tallo de Giloy (*Tinospora cordifolia*) se recogió en zonas cercanas a Palampur, se secó, se molió y se almacenó adecuadamente antes del inicio del experimento.

3.1.3 Estudio piloto

El estudio piloto se realizó para evaluar los cambios organolépticos debidos a la alimentación con suplementos herbales galactogogos. Para ello se seleccionaron catorce vacas lecheras lactantes sanas, que se dividieron en siete grupos en un ensayo de alimentación de un mes. Se suministró polvo de semillas de alholva en tres dosis diferentes de 75 g, 100 g y 125 g y Giloy en dosis de 50 g, 75 g y 100 g en un grupo de dos vacas por cada dosis seleccionada. Se mantuvieron dos animales como control, que sólo recibieron concentrado. Cada suplemento de hierbas se administró a los animales mezclado con el concentrado durante las horas de ordeño de la tarde.

El último día de la prueba piloto de alimentación se tomaron muestras de leche de los animales de experimentación en viales de polipropileno esterilizados. A continuación, las muestras de leche hervida se sometieron a una evaluación organoléptica. No se observaron cambios en los parámetros sensoriales, en términos de color, sabor, consistencia y olor, en ninguno de los grupos en comparación con el control.

3.1.4 Estudio de investigación experimental

Se seleccionaron 24 vacas lactantes aparentemente sanas y se dividieron en cuatro grupos, cada uno de ellos con seis animales. Cada grupo se formó en función de la producción media de leche, el número medio de lactancias y la edad media de las vacas. Los tratamientos herbales se administraron diariamente a una hora fija, es decir, por la tarde, a todos los animales hasta el día 60 del ensayo experimental. El grupo T0 se mantuvo como grupo de control, que sólo recibió concentrado. Las vacas del grupo T1 fueron alimentadas con polvo de tallo de giloy mezclado con el alimento concentrado. El grupo T2 recibió polvo de semillas de fenogreco mezclado con el pienso concentrado. Las vacas del grupo T3 recibieron una combinación de ambas hierbas mezcladas en el pienso concentrado. La dosificación de los tratamientos a base de hierbas se indica en la Tabla 3.2.

Tabla 3.2 Tratamientos herbales administrados a los animales de experimentación. (g/día/animal)

Grupo	Tratamiento y posología
T0	Sólo concentrado
T1	Tallo de Giloy en polvo (150 g) + Concentrado
T2	Semillas de alholva en polvo (150 g) + Concentrado
T3	Polvo de semillas de alholva y polvo de tallo de Giloy (75 g cada uno) + Concentrado

Lámina 3.1. Las hierbas (Fenogreco y Giloy) administradas a las vacas lactantes durante este estudio.

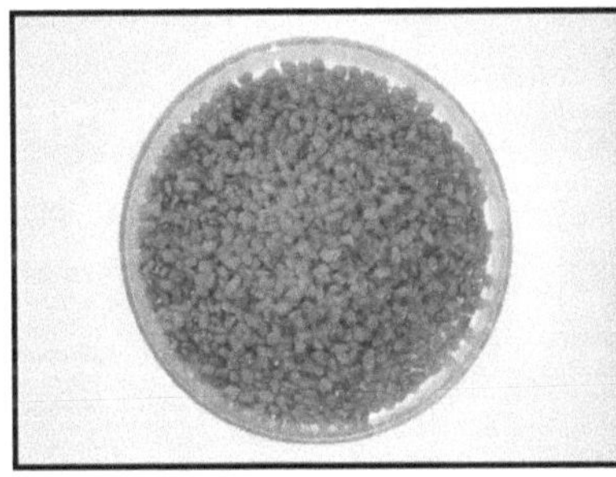

Fenugreek seeds

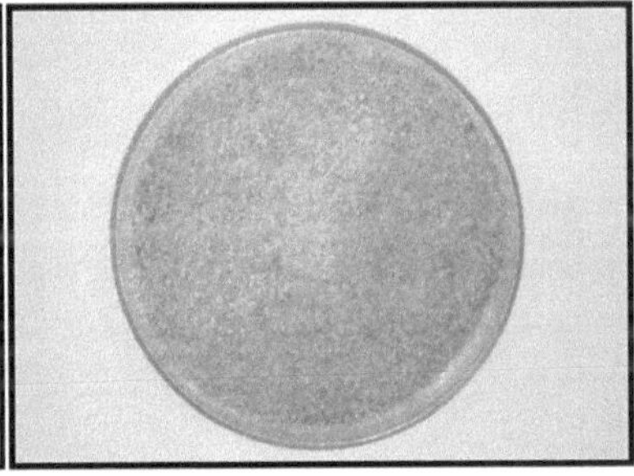

Fenugreek seed powder

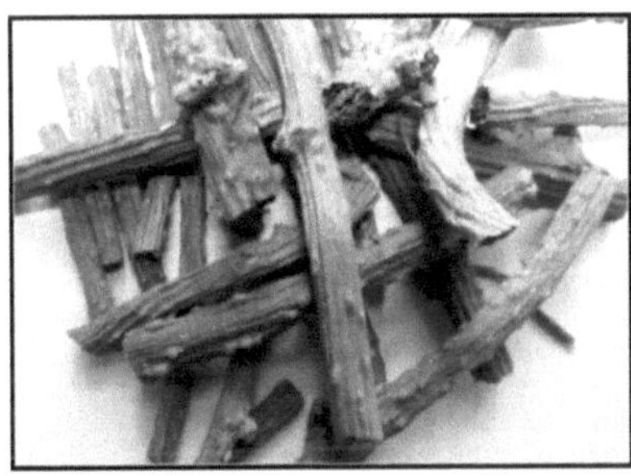

Giloy stem

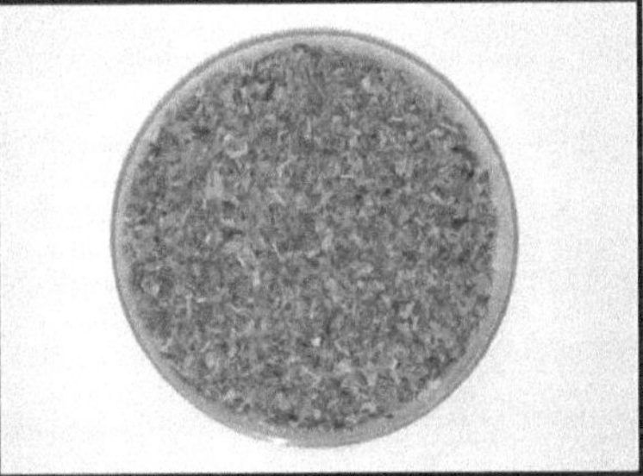

Giloy stem powder

3.1.5 Registro de la producción lechera

La producción de leche de todas las vacas lecheras experimentales se registró a intervalos regulares cada 5 días[th] . El primer registro se tomó un día antes del inicio del tratamiento a base de hierbas (Día 0) hasta 15 días después de la interrupción de la suplementación a base de hierbas (Día 75). El registro de la producción de leche se realizó durante las horas de ordeño matutino y vespertino. La leche de cada animal se pesó en una balanza electrónica y se anotó en un registro.

3.1.6 Recogida de muestras de leche y sangre

Se recogieron muestras de leche y sangre de las vacas lecheras experimentales a intervalos regulares de 15 días hasta el Día 75 del experimento. El primer muestreo se realizó un día antes del inicio (Día 0) del ensayo de alimentación. Las muestras de leche se recogieron en viales limpios de 100 ml con tapón de rosca y lavados con ácido durante las horas de ordeño matutino y vespertino. Se tomaron medidas de precaución para evitar cualquier contaminación y deterioro de las muestras de leche. Todas las muestras se tomaron después de haber vaciado correctamente la leche de cada animal para evitar la recogida de muestras aberrantes. Las muestras se almacenaron a - 20° C hasta su posterior análisis.

Las muestras de sangre se recogieron en tubos de centrífuga heparinizados limpios con tapón de rosca y técnica de venopunción aséptica en las horas de trabajo matutino de la granja. Se tomaron todas las precauciones necesarias para evitar cualquier contaminación y deterioro de la sangre recogida. El plasma sanguíneo recogido se almacenó a -20ºC hasta su posterior análisis.

3.2 Métodos

3.2.1 Estimación de los parámetros de la leche

Las muestras de leche se analizaron para determinar el porcentaje de grasa láctea, el porcentaje de SNF, el porcentaje de proteína y el porcentaje de lactosa utilizando un analizador de leche automatizado (*EKOMILK*, Milk analyzer Ultra PRO) según el protocolo estándar.

3.2.2 Estimación de minerales en la leche

Las muestras de leche se digirieron en la mezcla diácida de ácido perclórico y ácido nítrico en proporción 1:4. Se tomó un mL de muestra de leche en matraces Erlenmeyer y se añadieron 10 mL de la mezcla diácida. Se tomó un mL de muestra de leche en matraces Erlenmeyer y se añadieron 10 mL de la mezcla diácida. El contenido se digirió en una placa de hierro caliente a fuego lento hasta obtener una solución clara. El volumen final se completó a 25 mL con agua bidestilada.

La estimación de minerales en la leche para calcio (Ca), hierro (Fe), cobre (Cu) y zinc (Zn) se realizó por el método de digestión húmeda (mencionado anteriormente) utilizando un espectrofotómetro de absorción atómica (*Perkin Elmer 400*) según el protocolo estándar. El fósforo (P) se estimó por método colorimétrico. Para la estimación del fósforo se utilizaron 0,4 mL de muestra de leche digerida con ácido (dilución 1:25). La precipitación de proteínas se realizó utilizando ácido tricloroacético (TCA) al 12%. A 3,3 mL de TCA se añadieron 0,4 mL de muestra de leche digerida con ácido, se mezclaron y procesaron según el protocolo.

3.2.3 Estimación de los parámetros bioquímicos sanguíneos

Se determinaron varios parámetros bioquímicos, a saber, glucosa, perfil lipídico (TAG, colesterol, HDL y LDL), perfil proteínico (proteína total, albúmina, globulina) y perfil renal (nitrógeno ureico, creatinina), utilizando kits de estimación bioquímica* en un analizador bioquímico automático de sangre (*Mispa Nano, Agappe*).

3.2.4 Estimación de minerales en sangre

La concentración de calcio (Ca) y fósforo (P) en sangre se estimó utilizando kits* en un analizador

---

* Fabricado por Agappe Diagnostics Ltd., Agappe Hills, Distt. Ernakulam Kerala, India

automático de bioquímica sanguínea (*Mispa Nano, Agappe)* a partir de las muestras de plasma de los animales de experimentación. El hierro (Fe), el cobre (Cu) y el zinc (Zn) se determinaron con un espectrofotómetro de absorción atómica (*Perkin Elmer 400) según el* protocolo estándar.

3.2.5 Análisis estadístico

Los resultados obtenidos en el estudio se analizaron mediante el programa informático "**SAS Enterprise Guide**". Los datos se analizaron mediante ANOVA con un nivel de significación del 5%.

CAPÍTULO IV RESULTADOS Y DEBATE

4.1 Rendimiento lechero

La producción lechera (kg/día) de los grupos de control y tratamiento se representa en **la Figura 4.1** y se tabula en el **Apéndice 1.**

La producción media de leche (kg/día) para T0 y los grupos de tratamiento (T1,T2 y T3) fue de 7,06 ±1,64, 7,23 ±1,31, 7,04 ±0,80 y 7,29 ±1,02 kg/día respectivamente, antes del inicio del estudio experimental de alimentación en el día 0. Los valores mostraron una tendencia decreciente hacia el día 10. Los valores de rendimiento lechero de todos los grupos tendieron a volver a los valores del día 0 alrededor del día 25 del ensayo. Los valores de producción de leche en el día 30 para T0, T1, T2 y T3 fueron 6,33±1,71, 6,65±1,23, 6,81±0,63 y 6,99±0,73 kg/día respectivamente. Los valores de producción de leche para el grupo T0 mostraron una tendencia decreciente hacia la finalización del estudio experimental.

En el grupo T1, con un descenso en el día 10, los valores de producción de leche volvieron a los valores del día 0 y mostraron un aumento de la producción de leche hasta el día 60 de la suplementación con el tratamiento a base de hierbas. La producción de leche siguió una tendencia descendente tras la interrupción de la suplementación con el tratamiento a base de hierbas. Los valores numéricamente más altos de producción de leche fueron evidentes para el grupo T 1 en comparación con el grupo T0 desde el día 30 en adelante hasta la finalización del estudio experimental. Sin embargo, la diferencia en los valores de producción de leche entre T0 y T1 no fue estadísticamente significativa.

El grupo T2 siguió una tendencia similar a la del grupo de control. Con una disminución de los valores de producción de leche en el día 10, fue evidente un aumento de los valores de producción de leche hasta el día 35 de la alimentación con el tratamiento a base de hierbas. Posteriormente, el grupo mostró una tendencia decreciente en la producción de leche después del día 35 hasta el día 75. Los valores de producción de leche del grupo T2 fueron ligeramente superiores a los correspondientes del grupo T0, pero las diferencias no fueron estadísticamente significativas. También se observó una tendencia similar en el grupo T3.

Tras un descenso en el día 10, se observó que los valores de producción de leche volvían a aproximarse a los del día 0 en torno al día 30. Durante la alimentación a base de hierbas, los valores de producción de leche se mantuvieron por encima de los valores correspondientes del grupo de control, pero la variación no fue significativa.

Mir et al. (2014) informaron que la producción promedio de leche (kg/día) en el grupo suplementado con T. *cordifolia* (8,07±0,14) fue significativamente (p<0,05) mayor que el control

(7,16±0,10) en búfalas Murrah. Resultados similares fueron reportados por Mir et al. (2015), donde la suplementación con *T. cordifolia* aumentó la producción de leche en un 10,10% en búfalos Murrah. Mallick y Prakash (2011) documentaron un aumento en la producción de leche con la suplementación de T. *cordifiolia* en ganado Karan Fries. Abo El-Nor et al.

(2007) informaron de una mayor producción de leche en búfalas alimentadas con fenogreco. Al-Shaikh et al. (1999), Alamer y Basiouni (2005) y Elman et al. (2013) informaron de hallazgos similares en el estudio realizado en cabras lecheras.

En el presente estudio se observó que la producción de leche en todos los grupos de tratamiento fue numéricamente superior a la del grupo de control a partir del día 30. Sin embargo, los valores no difirieron significativamente. Sin embargo, los valores no difirieron significativamente. Tampoco se observó ninguna diferencia significativa entre los grupos de tratamiento. La suplementación de la ración con *T. cordifolia* mejora significativamente la producción de leche y la calidad de la leche relegando el estrés térmico, estimulando la secreción de leche, suprimiendo la infección mamaria, mejorando la utilización de nutrientes y reforzando la función inmune (Mir et al. 2014). Al-Janabi (2012) informó de que la alimentación con fenogreco estimulaba la secreción de prolactina y mediaba un aumento de la producción de leche en cabras lecheras.

El descenso en la producción de leche que se hizo evidente el día 10 puede atribuirse al hecho de que los animales fueron vacunados* el día 5 desde el inicio del ensayo. Bergeron y Elsener (2008) y Scott et al. (2001) también han descrito un descenso de la producción de leche en animales lecheros tras la vacunación.

Los resultados indican que la suplementación con hierbas tendió a devolver los valores de producción de leche a los valores del día 0 tras el descenso de la producción de leche después de la vacunación. Por el contrario, los valores de producción de leche en el grupo de control mostraron una tendencia a la baja durante el ensayo.

Figura 4.1 Producción de leche (kg/día) de vacas en lactación tratadas con suplementos herbales y grupo de control

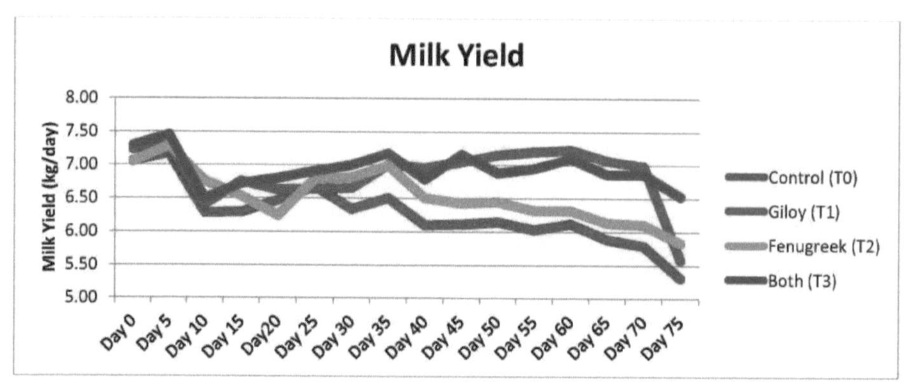

4.2 Composición de la leche

4.2.1 Grasa láctea (%)

La grasa láctea (%) de las vacas en lactación tratadas con suplementos herbales y las de control se tabulan en **la Tabla 4.1.**

Tabla 4.1 Grasa (%) en la leche de vacas lactantes tratadas con suplementos herbales y grupo control (Media±E.S.)

Grupo	Día 0	Día 15	Día 30	Día 45	Día 60	Día 75
A	$4,31^a$ ±0,06	4.25^a ±0.03	$4,18^a$ ±0,04	4.31^a ±0.08	4.30^a ±0.08	4.29^a ±0.18
T1	$4,41^a$ ±0,16	$4,26^a$ ±0,17	$4,42^a$ ±0,19	$4,45^a$ ±0,12	4.58^a ±0.09	$4,33^a$ ±0,09
T2	4.36^a ±0.21	$4,25^a$ ±0,19	$4,26^a$ ±0,14	4.32^a ±0.15	$4,43^a$ ±0,14	4.34^a ±0.10
T3	4.36^a ±0.15	$4,31^a$ ±0,07	4.43^a ±0.11	$4,49^a$ ±0,17	4.52^a ±0.13	$4,40^a$ ±0,17

1. Las cifras con diferentes superíndices (a, b, c) difieren significativamente (p<0,05) entre filas.

2. Las cifras con diferentes superíndices (x, y, z) difieren significativamente (p<0,05) entre columnas.

3. T0-Control, T1- Giloy, T2-Fenogreco, T3-Ambos (Fenogreco+Giloy)

El porcentaje de grasa láctea osciló entre 4,18±0,04 y 4,58±0,09% para los grupos de control y tratamiento. Los animales del grupo de control (T0) no mostraron grandes variaciones en el porcentaje de grasa láctea durante el estudio experimental. Los valores de grasa láctea en los grupos de tratamiento (T1, T2 y T3) tampoco mostraron cambios significativos. Sin embargo, se observó una tendencia al aumento de los valores del porcentaje de grasa láctea en los grupos de tratamiento durante el segundo mes del ensayo. Se observó un ligero descenso del porcentaje de grasa láctea cuando se interrumpió la suplementación con hierbas en los grupos de tratamiento. Estas variaciones no fueron estadísticamente significativas.

Los resultados de este estudio coinciden con los informes documentados por Mallick y Prakash (2011), Mir et al. (2014) y Mir et al. (2015). Estos autores no encontraron cambios significativos en el porcentaje de grasa de la leche con la suplementación de *T. cordifolia*. Del mismo modo, Abo El-Nor et al. (2007) no observaron ningún cambio en el porcentaje de grasa láctea en búfalas alimentadas con fenogreco. Por el contrario, Elman et al. (2013) y Al- Sherwany (2015) informaron de una disminución en los niveles de grasa de la leche con la suplementación de fenogreco en cabras y ovejas, respectivamente.

4.2.2 Leche SNF, proteínas y lactosa

La SNF (%), la proteína (%) y la lactosa (%) de la leche de vacas lactantes tratadas con suplementos herbales y de control se tabulan en **la Tabla 4.2, 4.3 y 4.4** respectivamente.

Tabla 4.2 SNF (%) en la leche de vacas lactantes tratadas con suplementos herbales y grupo control (Media±S.E.)

Grupo	Día 0	Día 15	Día 30	Día 45	Día 60	Día 75
A	8.13[a] ±0.28	8,15[a] ±0,22	8.16[a] ±0.10	8.10[a] ±0.03	8.01[a] ±0.09	8.18[a] ±0.04
Ti	8.06[a] ±0.18	8.19[a] ±0.05	8.20[a] ±0.06	8.20[a] ±0.08	7.90[a] ±0.15	8.07[a] ±0.12
T2	8.17[a] ±0.07	8.03[a] ±0.19	8.21[a] ±0.23	8.09[a] ±0.25	8.25[a] ±0.15	8.31[a] ±0.13
T3	8.16[a] ±0.14	8.13[a] ±0.16	8.04[a] ±0.14	7.90[a] ±0.38	7.99[a] ±0.38	7.84[a] ±0.35

Los valores del porcentaje de SNF de la leche oscilaron entre 7,90±0,15 y 8,31±0,13 por ciento para los grupos de control y tratamiento. El porcentaje de proteína de la leche varió entre 2,90±0,06 y 3,05±0,05 por ciento, mientras que los valores del porcentaje de lactosa se situaron entre 4,57±0,07 y 4,35±0,08 por ciento para los grupos de control y tratamiento. Se observó que la composición de la leche (SNF, proteína y lactosa en porcentaje) era similar en los grupos de control y de tratamiento. No puede atribuirse ningún efecto significativo sobre la composición de la leche a la suplementación con hierbas.

Tabla 4.3 Proteína (%) en la leche de vacas lactantes tratadas con suplementos herbales (Media±E.S.)

Grupo	Día 0	Día 15	Día 30	Día 45	Día 60	Día 75
T0	2.98[a] ±0.10	2.99[a] ±0.08	3.00[a] ±0.04	2.97[a] ±0.01	2.94[a] ±0.03	3.00[a] ±0.02
T1	2,96[a] ±0,07	3.01[a] ±0.02	3.01[a] ±0.02	3.01[a] ±0.03	2,90[a] ±0,06	2.96[a] ±0.04
T2	3.00[a] ±0.03	2,95[a] ±0,07	3.01[a] ±0.09	2.97[a] ±0.09	3.03[a] ±0.06	3.05[a] ±0.05
T3	2.99[a] ±0.05	2.98[a] ±0.06	2.95[a] ±0.05	2,90[a] ±0,14	2.93[a] ±0.14	2.88[a] ±0.13

1. Las cifras con diferentes superíndices (a, b, c) difieren significativamente (p<0,05) entre filas.

2. Las cifras con diferentes superíndices (x, y, z) difieren significativamente (p<0,05) entre columnas.

3. T0-Control, T1- Giloy, T2-Fenogreco, T3-Ambos (Fenogreco+Giloy)

Tabla 4.4 Lactosa (%) en la leche de vacas lactantes tratadas con suplementos herbales y grupo de control (Media±E.S.)

Grupo	Día 0	Día 15	Día 30	Día 45	Día 60	Día 75
A	4.47[a] ±0.15	4,48[a] ±0,12	4,49[a] ±0,06	4,45[a] ±0,02	4.41[a] ±0.05	4,50[a] ±0,02
Ti	4.43[a] ±0.10	4.51[a] ±0.03	4.51[a] ±0.03	4,51[a] ±0,04	4.35[a] ±0.08	4,44[a] ±0,07
T2	4,49[a] ±0,04	4.41[a] ±0.11	4.51[a] ±0.13	4,45[a] ±0,14	4.54[a] ±0.08	4,57[a] ±0,07
T3	4,49[a] ±0,07	4,47[a] ±0,09	4.42[a] ±0.08	4.35[a] ±0.21	4,40[a] ±0,21	4,31[a] ±0,19

1. Las cifras con diferentes superíndices (a, b, c) difieren significativamente (p<0,05) entre filas.

2. Las cifras con diferentes superíndices (x, y, z) difieren significativamente (p<0,05) entre columnas.

3. T0-Control, T1- Giloy, T2-Fenogreco, T3-Ambos (Fenogreco+Giloy)

Otros investigadores han informado de diversos efectos de la suplementación con hierbas en la composición de la leche (SNF, proteína y lactosa) en animales lecheros. Mallick y Prakash (2011) no observaron cambios significativos en los valores de SNF, proteína y lactosa en la leche de ganado Karan Fries después de la suplementación con *T. cordifolia*. Elman et al. (2013) tampoco observaron ningún patrón específico en los valores de SNF, Proteína y Lactosa en la leche de cabras nubias alimentadas con fenogreco. Por el contrario, Mir et al. (2015) informaron de un aumento significativo (p<0,05) de la proteína de la leche en búfalas Murrah tratadas con *T. cordifolia*. Abo El-Nor et al. (2007) no reportaron cambios significativos en la grasa y proteína de la leche en búfalas alimentadas con fenogreco, pero encontraron un aumento en SNF y lactosa (%).

4.3 Perfil mineral de la leche

4.3.1 Leche Calcio

El calcio de la leche (mg/dL) de las vacas lactantes tratadas con suplementos herbales y el control se tabulan en **la Tabla 4.5.**

Tabla 4.5 Calcio (mg/dL) en la leche de vacas lactantes tratadas con suplementos herbales y grupo control (Media±E.S.)

Grupo	Día 0	Día 15	Día 30	Día 45	Día 60	Día 75
A	$122{,}40^{a}$ ±3,13	$116{,}25^{ab}$ ±3,97	$105{,}37^{c}$ ±1,18	$108{,}66^{bc}$ ±3,66	$105{,}03^{c}$ ±0,38	$106{,}15^{c}$ ±1,52
Ti	$124{,}97^{a}$ ±3,61	$122{,}03^{a}$ ±6,80	106.06^{b} ±3.61	$108{,}52^{b}$ ±3,54	$108{,}55^{b}$ ±1,22	104.16^{b} ±2.83
T2	$121{,}13^{a}$ ±2,91	$115{,}30^{ab}$ ±4,81	$107{,}82^{b}$ ±4,07	$108{,}34^{b}$ ±4,47	$108{,}01^{b}$ ±3,29	105.81^{b} ±4.85
T3	$118{,}43^{a}$ ±2,44	$117{,}80^{a}$ ±3,48	$102{,}82^{b}$ ±2,20	$103{,}17^{b}$ ±2,62	$105{,}75^{b}$ ±1,09	$101{,}42^{b}$ ±1,72

1. Las cifras con diferentes superíndices (a, b, c) difieren significativamente (p<0,05) entre filas.

2. Las cifras con diferentes superíndices (x, y, z) difieren significativamente (p<0,05) entre columnas.

3. T0-Control, T1- Giloy, T2-Fenogreco, T3-Ambos (Fenogreco+Giloy)

Los niveles de calcio en la leche de las vacas cruzadas Jersey lactantes del presente estudio oscilaron entre 101,42±1,72 y 124,97±3,61 mg/dL. Estos valores son más bajos que los valores de calcio en leche reportados por Chauhan SS (1999) en vacas Jersey cruzadas (121.60±2.08 a 127.46±2.35 mg/dL). Cerbulis y Farrell JR (1975) también reportaron un valor más alto de 1.46 g/L (146.00 mg/dL) en vacas Jersey.

Al principio del ensayo se observaron valores más altos de calcio en la leche en todos los grupos. Sin embargo, se observó un descenso de los valores de calcio en la leche a medida que avanzaba el ensayo. Dado que este patrón se observó tanto en el grupo de control como en el de tratamiento, el descenso no puede atribuirse a la suplementación con hierbas. El progreso de la etapa de lactación durante el ensayo probablemente contribuyó al patrón observado en los valores del calcio de la leche. Rook y Campling (1965) observaron un descenso de los valores de calcio en la leche a medida que las vacas pasaban del inicio a la mitad de la lactación.

4.3.2 Fósforo de la leche

El fósforo de la leche (mg/dL) de las vacas lactantes tratadas con suplementos herbales y el control se tabulan en **la Tabla 4.6.**

Tabla 4.6 Fósforo (mg/dL) en la leche de vacas lactantes tratadas con suplementos herbales y grupo control (Media±E.S.)

Grupo	Día 0	Día 15	Día 30	Día 45	Día 60	Día 75
T_0	$73,87^{ab}$ ±1,87	$70,46^{b}$ ±1,27	$85,74^{a}$ ±8,07	$85,07^{a}$ ±5,54	$82,54^{aby}$ ±4,34	$86,77^{a}$ ±2,64
T1	$77,88^{bc}$ ±2,95	$73,06^{c}$ ±4,03	$77,99^{bc}$ ±4,57	$87,99^{ab}$ ±4,71	$96,76^{ax}$ ±2,63	$89,73^{ab}$ ±4,69
T2	$77,02^{bc}$ ±4,36	$66,51^{c}$ ±4,15	$76,67^{bc}$ ±4,39	$86,85^{ab}$ ±4,70	$93,42^{axy}$ ±2,24	$87,82^{ab}$ ±3,84
T3	$80,58^{ab}$ ±4,76	$68,83^{b}$ ±3,61	$76,94^{ab}$ ±3,03	$88,91^{a}$ ±6,37	$89,18^{axy}$ ±5,46	$91,67^{a}$ ±5,31

1. Las cifras con diferentes superíndices (a, b, c) difieren significativamente (p<0,05) entre filas.

2. Las cifras con diferentes superíndices (x, y, z) difieren significativamente (p<0,05) entre columnas.

3. T0-Control, T1- Giloy, T2-Fenogreco, T3-Ambos (Fenogreco+Giloy)

El contenido de fósforo de la leche varió entre 66,51±4,15 y 96,76±2,63 mg/dL en el presente estudio. Los valores comunicados por Chauhan SS (1999) oscilaron entre 87,25±1,94 y 92,60±1,51 mg/dL en animales cruzados Jersey. Forar et al. (1982) reportaron un promedio de 75 mg/dL de fósforo inorgánico en la leche de ganado Holstein.

Los valores de fósforo lácteo en el caso del grupo de control (T0), con un ligero descenso en el día 15, mostraron un aumento hacia la finalización del ensayo experimental. En los grupos de tratamiento (T1, T2 y T3) los niveles de fósforo de la leche mostraron una tendencia similar y siguieron aumentando durante la suplementación de los tratamientos a base de hierbas. Se observaron valores significativamente más altos en el día 60 en los grupos T1, T2 y T3 en comparación con los valores del día 15 dentro de los grupos respectivos. El grupo T1 tenía un nivel de fósforo significativamente más alto en comparación con el grupo T0 en el día 60 de la suplementación a base de hierbas. Los valores de fósforo de la leche en los grupos T2 y T3 en el día 60 también fueron superiores. Los valores siguieron siendo más altos en los grupos de tratamiento también en el día 75.

Chauhan SS (1999) informó de una mayor concentración de fósforo en vacas cruzadas Jersey de alto rendimiento en comparación con vacas de bajo rendimiento, lo que indica una relación entre el rendimiento lechero y los valores de fósforo de la leche.

4.3.3 Leche Hierro

El hierro en leche (µg/mL) de vacas lactantes tratadas con suplementos herbales y control se tabulan en **la Tabla 4.7.**

Tabla 4.7 Hierro (µg/mL) en la leche de vacas lactantes tratadas con suplementos herbales y grupo control (Media±E.S.)

Grupo	Día 0	Día 15	Día 30	Día 45	Día 60	Día 75
A	1.89^a ±0.04	1.66^a ±0.15	1.62^a ±0.15	1.75^a ±0.20	1.83^a ±0.08	1.89^a ±0.12
Ti	$1,84^a$ ±0,07	1.72^a ±0.09	1.50^a ±0.07	$1,80^a$ ±0,26	1.62^a ±0.10	1.66^a ±0.11
T2	1.70^a ±0.11	1.49^a ±0.12	1.46^a ±0.06	1.74^a ±0.15	1.80^a ±0.09	1.78^a ±0.12
T3	$1,80^{ab}$ ±0,10	$1,56^{ab}$ ±0,11	1.52^b ±0.14	$1,62^{ab}$ ±0,18	1.98^a ±0.19	$1,83^{ab}$ ±0,09

El contenido de hierro de la leche varió entre 1,46±0,06 y 1,89±0,12 µg/mL en el presente estudio. Los valores comunicados por Chauhan SS (1999) oscilaron entre 1,22±0,22 y 1,81±0,24 µgmL en animales cruzados Jersey. Phukan et al. (2002) informaron de un contenido de hierro en la leche de hasta 2,57 µg/mL al principio de la lactación, que disminuía con el avance de la lactación en los animales cruzados Jersey.

Los valores de hierro en la leche de los grupos de control (T0) y de tratamiento (T1, T2 y T3) mostraron un ligero descenso hacia el final del primer mes y tendieron a volver a los valores del día 0 durante el segundo mes del ensayo experimental. Ningún efecto en los grupos de tratamiento pudo atribuirse a la suplementación con hierbas.

4.3.4 Leche Cobre

El cobre de la leche (µg/mL) de las vacas lactantes tratadas con suplementos herbales y el control se tabulan en **la Tabla 4.8.**

Tabla 4.8 Cobre (µg/mL) en la leche de vacas lactantes tratadas con suplementos herbales y grupo control (Media±E.S.)

Grupo	Día 0	Día 15	Día 30	Día 45	Día 60	Día 75
T0	0.89^a ±0.01	0.82^a ±0.15	0.88^a ±0.01	0.83^a ±0.07	0.75^a ±0.02	0.78^a ±0.04
T1	0.80^a	0.76^a	0.89^a	0.79^a	0.82^a	0.78^a

	±0.03	±0.09	±0.02	±0.07	±0.03	±0.09
T2	0.87[a] ±0.07	0.75[a] ±0.09	0.87[a] ±0.04	0.75[a] ±0.12	0.82[a] ±0.07	0.71[a] ±0.08
T3	0.86[a] ±0.01	0.80[a] ±0.09	0.83[a] ±0.02	0.77[a] ±0.03	0.77[a] ±0.10	0.85[a] ±0.17

1. Las cifras con diferentes superíndices (a, b, c) difieren significativamente (p<0,05) entre filas.

2. Las cifras con diferentes superíndices (x, y, z) difieren significativamente (p<0,05) entre columnas.

3. T0-Control, T1- Giloy, T2-Fenogreco, T3-Ambos (Fenogreco+Giloy)

El contenido de cobre en la leche varió entre 0,71±0,08 y 0,89±0,02 µg/mL en vacas lactantes en el presente estudio. Chauhan SS (1999) documentó un rango de 0,51±0,04 a 1,02±0,12 µg/mL para los niveles de cobre en leche en vacas cruzadas Jersey. Lonnerdal et al. (1981) observaron valores inferiores a 1 µg mL para el cobre de la leche en vacas. Se observó que los valores de cobre en el caso del grupo de control (T0) oscilaban entre 0,75±0,02 y 0,89±0,01 µg/mL y eran estadísticamente similares dentro del grupo. Los grupos de tratamiento (T1, T2 y T3) mostraron una tendencia similar en los valores de cobre en la leche. No hubo diferencias significativas entre los grupos de tratamiento y el control durante toda la duración del estudio. Por lo tanto, no se pudo atribuir ningún cambio a la suplementación de los tratamientos a base de hierbas.

4.3.5 Zinc en la leche

El zinc de la leche (µg/mL) de las vacas lactantes tratadas con suplementos herbales y el control se tabulan en **la Tabla 4.9.**

Tabla 4.9 Zinc (µg/mL) en la leche de vacas lactantes tratadas con suplementos herbales y grupo control (Media±E.S.)

Grupo	Día 0	Día 15	Día 30	Día 45	Día 60	Día 75
A	5,12[ab] ±0,20	5.63[a] ±0.20	5,31[ab] ±0,04	5,30[ab] ±0,21	5.56[a] ±0.24	4,83[b] ±0,15
T1	5,03[ab] ±0,35	5,02[ab] ±0,22	5,01[ab] ±0,32	4,93[ab] ±0,34	5,14[a] ±0,29	4.06[b] ±0.36
T2	5.20[a] ±0.20	5.44[a] ±0.13	5.60[a] ±0.28	5.17[a] ±0.31	5.18[a] ±0.19	4,50[b] ±0,18
T3	5,06[ab] ±0,14	5.65[a] ±0.25	4,95[ab] ±0,28	5,11[ab] ±0,27	5,42[a] ±0,32	4,49[b] ±0,24

1. Las cifras con diferentes superíndices (a, b, c) difieren significativamente (p<0,05) entre filas.

2. Las cifras con diferentes superíndices (x, y, z) difieren significativamente (p<0,05) entre columnas.

3. _{T0-Control, T1-} Giloy, T2-Fenogreco, _{T3-Ambos} (Fenogreco+Giloy)

El contenido de zinc en la leche varió entre 4,06±0,36 y 5,63±0,20 µg/mL en el presente estudio. Chauhan SS (1999) informó de un rango de 3,97±0,16 a 5,92±0,29 µg/mL para los niveles de zinc en leche en vacas cruzadas Jersey. Se observaron niveles de zinc en leche en el rango de 1-5µg/mL para vacas (Lonnerdal et al. 1981).

En el caso del grupo de control (T0), los valores de zinc se hallaron dentro del rango normal y se observó una ligera variación durante el estudio. Sin embargo, no pudo identificarse ningún patrón específico. Los grupos de tratamiento (T1, T2 y T3) mostraron una tendencia similar en los valores de zinc en la leche. Como este patrón se observó tanto en el grupo de control como en el de tratamiento, la variación no puede atribuirse a la suplementación con hierbas.

4.4 Perfil bioquímico del plasma sanguíneo

4.4.1 Glucosa plasmática (mg/dL)

La glucosa (mg/dL) en el plasma sanguíneo de las vacas lactantes tratadas con suplementos herbales y el grupo de control se representan a continuación en **la Figura 4.2** y se tabulan en el **Apéndice 2.**

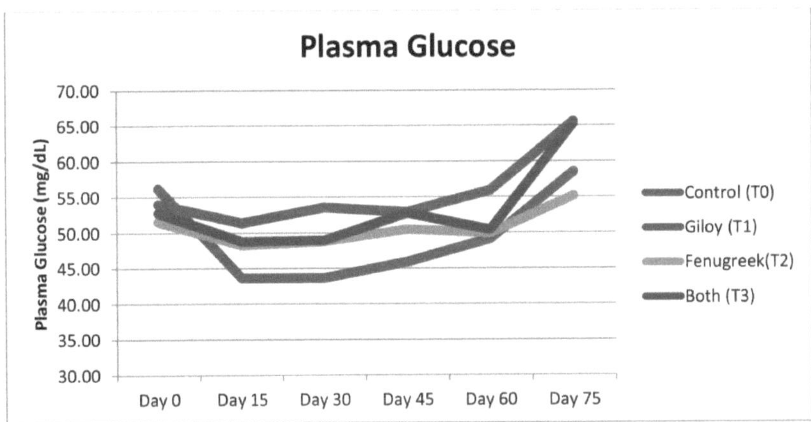

Figura 4.2 Glucosa (mg/dL) en el plasma sanguíneo de vacas lactantes tratadas con suplementos herbales y grupo de control

Las concentraciones de glucosa en sangre variaron entre 43,60±2,07 y 65,57±0,69 mg/dL.

en los grupos de control y de tratamiento. La concentración de glucosa en sangre se mantuvo en el rango fisiológico normal (Kaneko et al. 2008).

El grupo de control (T0) no mostró grandes variaciones en la glucemia durante los primeros 60 días. En el día 75 se observó un nivel de glucosa en sangre significativamente elevado. Los niveles de glucosa en el plasma sanguíneo de los grupos tratados con suplementos de hierbas resultaron ser inferiores a los del grupo de control.

La concentración de glucosa en el plasma sanguíneo de las vacas alimentadas con giloy (grupo T1) fue significativamente inferior ($p<0,05$) a la del grupo de control a partir del día 15. Las vacas que recibieron polvo de semillas de fenogreco o una combinación de fenogreco y giloy (grupos T2 y T3) no mostraron ninguna variación significativa en los valores de glucosa en sangre durante el periodo en que se alimentaron con hierbas. Una observación interesante fue el aumento significativo de los valores de glucosa en sangre en el día 75. Como esta elevación se produjo tanto en los grupos de control como en los de tratamiento, no puede vincularse a la suplementación con hierbas.

Diversos investigadores han notificado un aumento y una disminución de los niveles de glucosa en sangre tras la administración de suplementos a base de plantas. Wadood et al. (1991) y Stanley et al. (2003) documentaron un descenso de los niveles de glucosa en sangre tras la administración de extracto de *T. cordifolia* en estudios con animales de laboratorio. Sin embargo, Mir et al. (2014) informaron de niveles más altos de glucosa en sangre en búfalos Murrah en el grupo tratado con T. cordifolia. Alamer y Basiouni (2005) hallaron niveles más bajos de glucosa en sangre en cabras alimentadas con fenogreco. Por el contrario, Abo El-Nor et al. (2007) informaron de un aumento de los niveles de glucosa en sangre en búfalos alimentados con fenogreco. Vijayakumar et al. (2005) y Hamden et al. (2010) documentaron un descenso de los niveles de glucosa en sangre con la administración de extracto de alholva en estudios con animales de laboratorio. Mouffok et al. (2013), Chlàdek y Mâchai (2004) y Djokovic et al (2017) encontraron una correlación negativa entre la producción de leche y la glucosa en sangre.

4.4.2 Perfil lipídico plasmático total (TAG, colesterol, HDL, LDL)

i) Triacilglicerol (TAG)

Los TAG (mg/dL) en el plasma sanguíneo de vacas lactantes tratadas con suplementos herbales y control se tabulan en **la Tabla 4.10.**

Tabla 4.10 TAG (mg/dL) en el plasma sanguíneo de vacas lactantes tratadas con suplementos herbales y grupo control (Media±S.E.)

Grupo	Día 0	Día 15	Día 30	Día 45	Día 60	Día 75
A	$10,75^a$ ±0,69	$10,95^a$ ±0,56	$10,43^a$ ±0,39	$10,80^a$ ±1,08	$10,95^a$ ±0,39	$11,00^a$ ±0,49
Ti	$11,80^a$ ±1,17	9.87^a ±1.06	$9,73^a$ ±0,87	$10,20^a$ ±0,94	$9,13^a$ ±0,96	$12,30^a$ ±1,14
T2	$10,13^a$ ±0,87	9.65^a ±1.01	8.82^a ±0.93	9.10^a ±1.12	$8,88^a$ ±1,36	9.87^a ±1.24

			8.30[a]			
T₃	10,95[a] ±1,16	10,73[a] ±0,57	±0.84	8,78[a] ±0,69	9,88[a] ±0,86	10,52[a] ±0,78

1. Las cifras con diferentes superíndices (a, b, c) difieren significativamente (p<0,05) entre filas.

2. Las cifras con diferentes superíndices (x, y, z) difieren significativamente (p<0,05) entre columnas.

3. T0-Control, T1- Giloy, T2-Fenogreco, T3- Ambos (Fenogreco+Giloy)

Se observó que los valores de TAG se encontraban dentro de los límites fisiológicos normales de 0-14mg/dL (Kaneko et al. 2008). Los valores observados en este estudio variaron entre 8,30±0,84 y 12,30±1,14 mg/dL en vacas lecheras lactantes.

Los valores de TAG en el caso del grupo de control (T0) se hallaron dentro del rango normal y se observó una ligera variación durante el estudio. Sin embargo, no pudo identificarse ningún patrón específico. Los grupos de tratamiento (T1, T2 y T3) siguieron una tendencia similar en los valores de TAG en plasma. Como este patrón se observó tanto en el grupo de control como en el de tratamiento, la variación no puede atribuirse a la suplementación con hierbas. Maher y N.M.B. (2013) no encontraron ningún efecto significativo sobre el nivel de TAG en vacas frisonas alimentadas con fenogreco en comparación con los animales de control. Sin embargo, Hannan et al. (2003) y Hamden et al. (2010) documentaron un descenso de los valores plasmáticos de TAG con la suplementación de extracto de fenogreco en ratas diabéticas. Dhingra et al. (2011) informaron de niveles más bajos de TAG en ratas tratadas con extracto de tallo de *T. cordifolia*.

ii) Colesterol

El colesterol (mg/dL) en el plasma sanguíneo de las vacas lactantes tratadas con suplementos herbales y el grupo de control se representan a continuación en **la Figura 4.3** y se tabulan en el **Apéndice 3.**

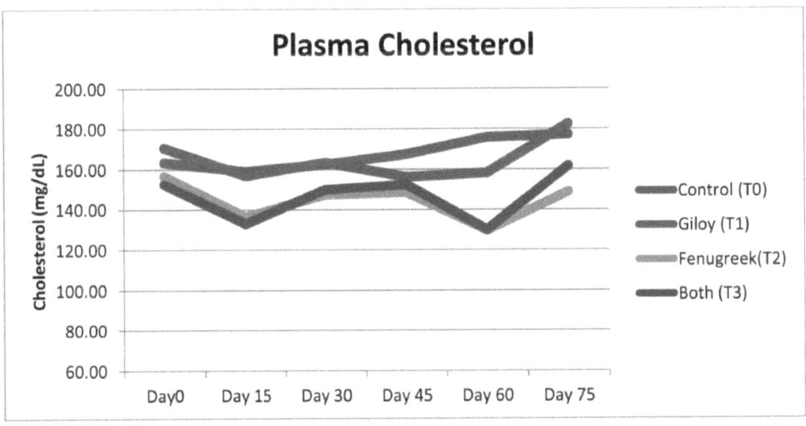

Figura 4.3 Colesterol (mg/dL) en el plasma sanguíneo de vacas lactantes tratadas con suplementos herbales y grupo de control

Los valores de colesterol plasmático variaron entre 129,63±8,82 y 182,50±11,15 mg/dL en el presente estudio. Los valores estaban dentro del intervalo normal de 65 a 220 mg/dL (Jackson y Cockcroft 2002).

En el grupo de control (T0) y en los grupos de tratamiento (T1, T2 y T3) se observó un descenso el día 15. Los valores de colesterol en el grupo de control se mantuvieron estadísticamente similares a medida que avanzaba el ensayo. La concentración plasmática de colesterol en el grupo alimentado con giloy (T1) no mostró grandes variaciones durante la suplementación con hierbas. La concentración plasmática de colesterol en las vacas que recibieron polvo de semillas de fenogreco o una combinación de fenogreco y giloy (grupos T2 y T3) fue significativamente inferior en el día 60. La elevación de los niveles plasmáticos de colesterol en el día 75 se observó tanto en el grupo de control como en el de tratamiento. Por lo tanto, no puede atribuirse a la suplementación con hierbas.

La disminución en el grupo T1 en el día 60 cuando se alimentó a los animales con Giloy no fue estadísticamente significativa en comparación con el grupo de control. El efecto hipolipidémico de la suplementación con Giloy ha sido señalado por muchos trabajadores (Stanley et al. 1999 y Stanley et al. 2003). Los investigadores documentaron la reducción significativa de los niveles de lípidos en sangre en ratas diabéticas alloxan. En las vacas alimentadas con fenogreco del grupo T2, la reducción de los niveles plasmáticos de colesterol fue significativa en el día 60. Los efectos hipocolesterolemiantes del fenogreco están bien documentados. Nasser (2013) y Maher y N.M.B. (2013) informaron de una disminución de los niveles plasmáticos de colesterol en la suplementación con fenogreco en vacas lecheras. En el grupo T3, el descenso en el día 60 de los valores de colesterol plasmático fue significativo. Como estos animales recibieron tanto fenogreco como giloy, el efecto acumulativo de ambas hierbas probablemente redujo los niveles de colesterol plasmático en este grupo.

iii) HDL

El HDL (mg/dL) en el plasma sanguíneo de vacas lactantes tratadas con suplementos herbales y el grupo de control se representan a continuación en **la Figura 4.4** y se tabulan en el **Apéndice 4.**

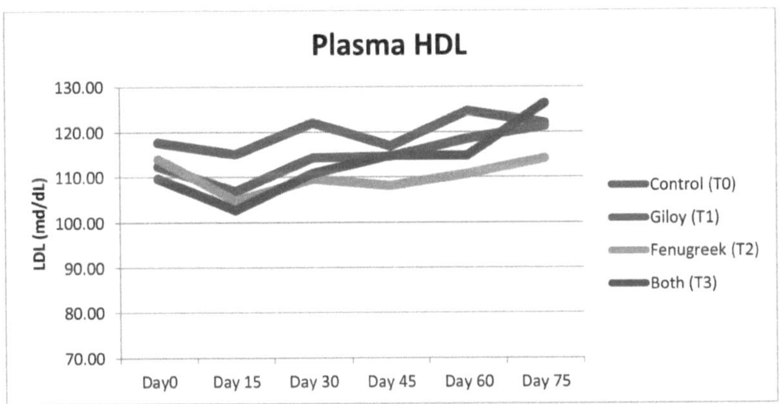

Figura 4.4 HDL (mg/dL) en el plasma sanguíneo de vacas lactantes tratadas con suplementos de hierbas y grupo de control

Los valores plasmáticos de HDL en el caso del grupo de control (T0) y de los grupos de tratamiento (T1, T2 y T3), con un ligero descenso en el día 15, resultaron ser estadísticamente similares durante el ensayo. Los valores de HDL en los grupos de tratamiento siguieron una tendencia creciente hasta la finalización del ensayo. La tendencia fue similar en los grupos de control y de tratamiento.

Varios investigadores han documentado un aumento de los niveles plasmáticos de HDL con la suplementación de hierbas. Vetrivadivelan et al. (2012) revelaron que el extracto acuoso de *T. cordifolia* aumentaba las concentraciones de HDL en la sangre de ratas diabéticas inducidas por estreptozocina. Hannan et al. (2003) y Hamden et al. (2010) informaron de un aumento de los niveles de HDL en sangre de las ratas alimentadas con dieta de fenogreco.

iv) LDL

El LDL (mg/dL) en el plasma sanguíneo de vacas lactantes tratadas con suplementos herbales y el grupo de control se representan a continuación en **la Figura 4.5** y se tabulan en el **Apéndice 5.**

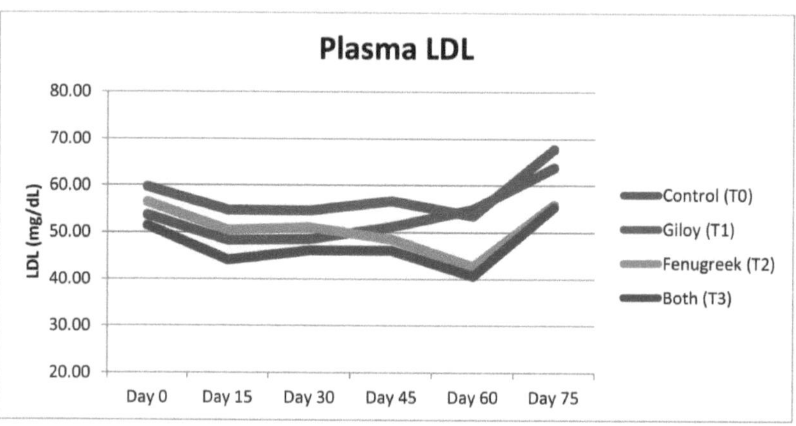

Figura 4.5 LDL (mg/dL) en el plasma sanguíneo de vacas lactantes tratadas con suplementos herbales y grupo de control

No se observó ninguna variación en los valores de LDL del grupo T0 hasta el día 60, pero aumentaron hasta un valor significativamente superior en el día 75. En el grupo T1 los valores de LDL disminuyeron de forma no significativa desde el día 0 hasta el día 60 a un valor inferior en comparación con el grupo de control. En los grupos T2 y T3 se observó una reducción de los valores plasmáticos de LDL en el día 60 en comparación con los valores del día 0 dentro del grupo. El descenso también fue significativo en comparación con el grupo T0. En el día 75, se observó que los niveles medios de LDL en plasma eran superiores en comparación con los valores del día 60 en todos los grupos de tratamiento.

En el grupo T1, la tendencia a la disminución de los niveles de LDL durante el período en que se alimentó a los animales con giloy no fue estadísticamente significativa. Numerosos autores han descrito el efecto hipolipidémico de la suplementación con giloy (Stanley et al. 1999 y Stanley et al. 2003). Los investigadores documentaron la reducción significativa de los niveles de lípidos en sangre en ratas diabéticas con aloxano. En las vacas alimentadas con fenogreco del grupo T2, la reducción de los niveles plasmáticos de LDL fue significativa. Los efectos hipocolesterolemiantes del fenogreco están bien documentados. Nasser (2013) y Maher y N.M.B. (2013) informaron de una disminución de los niveles de LDL en la suplementación con fenogreco en vacas lecheras. Hamden et al. (2010) informaron de que las saponinas y los galactomananos del fenogreco retrasan la absorción del colesterol LDL. En el grupo T3 también fue significativa la disminución de los valores de LDL. Como estos animales recibieron tanto fenogreco como giloy, el efecto acumulativo de ambas hierbas probablemente redujo los niveles plasmáticos de LDL en este grupo.

4.4.3 Perfil de proteínas plasmáticas

(Proteína total, albúmina, globulina y relación albúmina: globulina)

i) Proteína total

La proteína total (g/dL) en el plasma sanguíneo de vacas lactantes tratadas con suplementos herbales y el control se tabulan en **la Tabla 4.11.**

Tabla 4.11 Proteína total (g/dL) en el plasma sanguíneo de vacas lactantes tratadas con suplementos herbales y grupo control (Media±E.S.)

Grupo	Día 0	Día 15	Día 30	Día 45	Día 60	Día 75
A	7.66[a] ±0.19	7.40[a] ±0.11	7.60[a] ±0.09	7.55[a] ±0.07	7.60[a] ±0.09	7.60[a] ±0.09
Ti	7.58[a] ±0.17	7.17[a] ±0.25	7.45[a] ±0.16	7.50[a] ±0.15	7.43[a] ±0.19	7.45[a] ±0.24
T2	7.45[a] ±0.11	7.10[a] ±0.29	7.65[a] ±0.19	7.35[a] ±0.18	7.30[a] ±0.13	7.33[a] ±0.25
T3	7,42[ab] ±0,19	7.17[b] ±0.18	7.60[a] ±0.24	7,47[ab] ±0,23	7,30[ab] ±0,21	7,30[ab] ±0,40

1. Las cifras con diferentes superíndices (a, b, c) difieren significativamente (p<0,05) entre filas.

2. Las cifras con diferentes superíndices (x, y, z) difieren significativamente (p<0,05) entre columnas.

3. T0-Control, T1- Giloy, T2-Fenogreco, T3-Ambos (Fenogreco+Giloy)

Los valores obtenidos en este estudio oscilaron entre 7,10±0,29 y 7,66±0,19 g/dL en todos los grupos objeto de estudio. Estos valores fueron ligeramente superiores a la referencia estándar (6,74 a 7,46 g/dL) para bovinos (Kaneko et al. 2008).

Los valores de proteína total plasmática en los grupos de control (T0) y de tratamiento (T1, T2 y T3) se hallaron dentro del rango normal y no mostraron grandes variaciones durante el ensayo. Por lo tanto, no puede atribuirse ningún efecto a la suplementación con hierbas. Algunos autores han señalado la influencia de los suplementos de hierbas en el sistema inmunitario. Maher y N.M.B. (2013) y Al-Shaikh et al. (1999) no informaron de ningún efecto significativo de la suplementación con fenogreco sobre los niveles plasmáticos de proteína total en vacas lecheras y cabras, respectivamente. Sin embargo, Nasser (2013) y Abo El-Nor et al. (2007) informaron de un aumento en los niveles de proteína total con la suplementación de fenogreco en vacas.

ii) Albúmina

La albúmina plasmática (g/dL) en el plasma sanguíneo de vacas lactantes tratadas con suplementos herbales y control se tabulan en **la Tabla 4.12**.

Tabla 4.12 Albúmina (g/dL) en el plasma sanguíneo de vacas lactantes tratadas con suplementos herbales y grupo control (Media±E.S.)

Grupo	Día 0	Día 15	Día 30	Día 45	Día 60	Día 75
A	3.23^a ±0.05	3,00^{bxy} ±0,06	3,10^{bx} ±0,03	3,13^{abx} ±0,02	3.08^b ±0.05	3.08^b ±0.03
Ti	3.12^a ±0.05	2,87^{by} ±0,04	2,97^{aby} ±0,03	2,98^{aby} ±0,02	2,97^{ab} ±0,07	2,97^{ab} ±0,11
T2	3.17^a ±0.07	2,95^{abxy} ±0,03	3,10^{abx} ±0,06	3,13^{abx} ±0,05	2,87^b ±0,16	2,97^{ab} ±0,10
T3	3.27^a ±0.05	3,05^{abx} ±0,04	3,18^{ax} ±0,02	3,22^{ax} ±0,03	2.88^b ±0.10	3.10^a ±0.11

Los valores variaron entre 2,87±0,04 y 3,27±0,05 g/dL para la albúmina en el presente estudio. Estos valores concuerdan con el rango de referencia estándar para bovinos (3,03 a 3,55 g/dL) dado por Kaneko et al. (2008).

Los valores de albúmina plasmática en el caso del grupo de control (T0) disminuyeron el día 15 y no mostraron grandes variaciones posteriores durante el transcurso del estudio experimental. En todos los grupos de tratamiento (T1, T2 y T3), los valores de albúmina disminuyeron el día 15 a un valor inferior y se mantuvieron bajos dentro del grupo durante todo el período de estudio sin que se observara ninguna tendencia particular. Los valores de albúmina del día 15 al día 45 en el grupo T1 fueron inferiores a los del grupo de control. Sin embargo, en T2 y T3 los valores de albúmina fueron similares a los correspondientes del grupo de control. Los niveles de albúmina no variaron mucho a partir de entonces.

iii) Globulina

La globulina plasmática (g/dL) en el plasma sanguíneo de vacas lactantes tratadas con suplementos herbales y control se tabulan en **la Tabla 4.13**.

Tabla 4.13 Globulina (g/dL) en el plasma sanguíneo de vacas lactantes tratadas con suplementos herbales y grupo control (Media±E.S.)

Grupo	Día 0	Día 15	Día 30	Día 45	Día 60	Día 75
T0	4,43^a ±0,16	4.40^a ±0.11	4.50^a ±0.11	4.43^a ±0.10	4,53^a ±0,14	4,53^a ±0,14
T1	4,47^a ±0,16	4,30^a ±0,22	4,48^a ±0,16	4,52^a ±0,14	4,46^a ±0,16	4.48^a

Grupo						±0.15
T2	4.28[a] ±0.14	4,15[a] ±0,27	4.55[a] ±0.21	4,22[a] ±0,20	4,43[a] ±0,27	4,37[a] ±0,20
T3	4.15[a] ±0.21	4.12[a] ±0.21	4,42[a] ±0,22	4.25[a] ±0.21	4,42[a] ±0,22	4,20[a] ±0,32

1. Las cifras con diferentes superíndices (a, b, c) difieren significativamente (p<0,05) entre filas.

2. Las cifras con diferentes superíndices (x, y, z) difieren significativamente (p<0,05) entre columnas.

3. T0-Control, T1- Giloy, T2-Fenogreco, T3-Ambos (Fenogreco+Giloy)

Los valores de globulina plasmática variaron entre 4,12±0,21 y 4,55±0,21 g/dL en el presente estudio. Estos valores son superiores a los valores de referencia estándar (3,00 a 3,48 g/dL) para bovinos (Kaneko et al. 2008). La vacunación frecuente y la exposición a diversos microbios (en comparación con los animales para los que se citan los valores de referencia) podrían ser la razón de los valores más elevados de globulina en las vacas cruzadas Jersey utilizadas en el presente estudio.

No se observó ninguna tendencia específica en los valores de globulina plasmática en los grupos de control y tratamiento. Las variaciones observadas no fueron estadísticamente significativas. Algunos autores han señalado la influencia de la suplementación con hierbas en el sistema inmunitario. Por ejemplo, Aher y Wahi (2010) observaron que la acción inmunomoduladora de *T. cordifolia* conducía a un aumento de los niveles de inmunoglobina en ratas. Del mismo modo, se ha documentado que la alimentación de vacas con fenogreco conduce a niveles elevados de globulina (Nasser 2013). Sin embargo, Maher y N.M.B. (2013) no encontraron diferencias significativas en los niveles plasmáticos de globulina en vacas frisonas tras la suplementación con fenogreco.

iv) Relación albúmina-globulina (A: G)

La relación A: G en el plasma sanguíneo de vacas lactantes tratadas con suplementos herbales y el control se tabulan en **la Tabla 4.14.**

Tabla 4.14 Albúmina: Relación albúmina: globulina en el plasma sanguíneo de vacas lactantes tratadas con suplementos herbales y grupo de control (Media±E.S.)

Grupo	Día 0	Día 15	Día 30	Día 45	Día 60	Día 75
A	0.73[a] ±0.03	0.68[a] ±0.02	0.69[a] ±0.02	0,71[axy] ±0,03	0.68[a] ±0.02	0.68[a] ±0.02
Ti	0.70[a] ±0.03	0.67[a] ±0.03	0.67[a] ±0.03	0,66[ay] ±0,02	0.67[a] ±0.01	0.66[a] ±0.02
T2	0.75[a] ±0.04	0.73[a] ±0.05	0.69[a] ±0.04	0,75[axy] ±0,04	0.65[a] ±0.07	0.68[a] ±0.03

| T3 | 0.80^a ±0.05 | 0.75^a ±0.04 | 0.73^a ±0.04 | $0,77^{ax}$ ±0,04 | 0.65^a ±0.06 | 0.75^a ±0.05 |

1. Las cifras con diferentes superíndices (a, b, c) difieren significativamente (p<0,05) entre filas.

2. Las cifras con diferentes superíndices (x, y, z) difieren significativamente (p<0,05) entre columnas.

3. T0-Control, T1- Giloy, T2-Fenogreco, T3- Ambos (Fenogreco+Giloy)

Los valores plasmáticos de A: G en el caso del grupo de control (T0) oscilaron entre 0,68±0,02 y 0,73±0,03. En los grupos de tratamiento (T1, T2 y T3), el rango osciló entre 0,65±0,06 y 0,80±0,05. En general, la relación A: G disminuyó ligeramente a partir del día 15 en todos los grupos. Sin embargo, las diferencias no fueron significativas.

El valor A: G es indicativo del estado inmunitario del animal. La disminución de los valores A: G se atribuye al aumento de las globulinas plasmáticas, que podría deberse al hecho de que los animales fueron vacunados precozmente al principio del ensayo (día 5).

4.4.4 Perfil renal plasmático (nitrógeno ureico, creatinina)

i) Nitrógeno ureico

El nitrógeno ureico plasmático (mg/dL) en el plasma sanguíneo de vacas lactantes tratadas con suplementos herbales y control se tabulan en **la Tabla 4.15.**

Tabla 4.15 Nitrógeno ureico (mg/dL) en el plasma sanguíneo de vacas lactantes tratadas con suplementos herbales y grupo control (Media±E.S.)

Grupo	Día 0	Día 15	Día 30	Día 45	Día 60	Día 75
A	$23,98^{by}$ ±2,14	$27,28^{by}$ ±1,02	$29,65^{ab}$ ±2,41	$34,23^a$ ±1,72	$28,48^{abx}$ ±0,74	$29,78^{ab}$ ±2,47
Ti	$29,83^{ax}$ ±1,00	$32,83^{ax}$ ±2,16	$32,02^a$ ±2,07	$32,03^a$ ±3,56	$26,03^{axy}$ ±1,44	$30,52^a$ ±3,23
T2	$25,95^{bxy}$ ±1,20	$27,57^{by}$ ±0,85	$28,45^b$ ±0,78	$34,10^a$ ±1,99	$24,33^{by}$ ±0,83	$27,60^b$ ±2,76
T3	$26,18^{bcxy}$ ±1,50	$29,{}^{25abcxy}$ ±1,29	$32,25^a$ ±2,16	$34,05^a$ ±1,64	$24,58^{cy}$ ±1,49	$31,80^{ab}$ ±2,93

1. Las cifras con diferentes superíndices (a, b, c) difieren significativamente (p<0,05) entre filas.

2. Las cifras con diferentes superíndices (x, y, z) difieren significativamente (p<0,05) entre columnas.

3. T0-Control, T1- Giloy, T2-Fenogreco, T3-Ambos (Fenogreco+Giloy)

Los valores de nitrógeno ureico plasmático en el presente estudio oscilaron entre 23,98±2,14 y 34,23±1,72 mg/dL. El rango de referencia estándar para el nitrógeno ureico plasmático es de 20-30 mg/dL (Kaneko et al. 2008). Los valores ligeramente superiores observados en el presente estudio pueden deberse a la variación en la ingesta de proteínas en la dieta.

No se observó ninguna tendencia específica en la variación de los valores de nitrógeno ureico plasmático en los grupos de control (T0) y de tratamiento (T1, T2 y T3). El grupo alimentado con giloy (T1) no mostró ninguna variación significativa en los valores de nitrógeno ureico durante el ensayo. La concentración plasmática de nitrógeno ureico en las vacas que recibieron polvo de semillas de fenogreco o una combinación de fenogreco y giloy (grupos T2 y T3) resultó ser significativamente inferior en el día 60. La elevación del nitrógeno ureico en el día 75 se observó en todos los grupos, incluido el control. Por lo tanto, no puede atribuirse a la suplementación con hierbas.

Varios investigadores han informado de un descenso en los niveles de urea en sangre tras la suplementación con hierbas. Nasser (2013) informó de una disminución de los niveles de urea en sangre en la suplementación con fenogreco en las vacas lecheras. Alamer y Basiouni (2005) y Al-Janabi (2012) informaron de una disminución de los niveles de urea en sangre en cabras alimentadas con semillas de alholva.

ii) Creatinina

La creatinina plasmática (mg/dL) en el plasma sanguíneo de vacas lactantes tratadas con suplementos herbales y control se tabulan en **la Tabla 4.16.**

Tabla 4.16 Creatinina (mg/dL) en el plasma sanguíneo de vacas lactantes tratadas con suplementos herbales y grupo control (Media±E.S.)

Grupo	Día 0	Día 15	Día 30	Día 45	Día 60	Día 75
A	0.75[a] ±0.05	0.78[a] ±0.05	0.75[a] ±0.04	0.78[a] ±0.03	0.83[a] ±0.06	0.83[a] ±0.05
Ti	0.72[a] ±0.07	0.67[a] ±0.04	0.72[a] ±0.03	0.73[a] ±0.02	0.77[a] ±0.04	0.82[a] ±0.07
T2	0.75[a] ±0.04	0.67[a] ±0.03	0.73[a] ±0.02	0.72[a] ±0.02	0.78[a] ±0.05	0.77[a] ±0.12
T3	0,79[ab] ±0,03	0.73[b] ±0.02	0,83[ab] ±0,06	0,77[ab] ±0,02	0,78[ab] ±0,05	0.92[a] ±0.07

1. Las cifras con diferentes superíndices (a, b, c) difieren significativamente (p<0,05) entre filas.

2. Las cifras con diferentes superíndices (x, y, z) difieren significativamente (p<0,05) entre columnas.

3. T0-Control, T1- Giloy, T2-Fenogreco, T3-Ambos (Fenogreco+Giloy)

Se observó que los valores de creatinina plasmática en el caso de los grupos de control (T0) y de tratamiento (T1, T2 y T3) eran estadísticamente similares durante el transcurso del ensayo. Diversos investigadores han documentado un aumento y una disminución de los valores de creatinina. Abo El-Nor et al. (2007) informaron de un aumento de los valores de creatinina con la suplementación de fenogreco en búfalos. Eidi et al. (2007) y Hamden et al. (2010) informaron de una disminución de los niveles séricos de creatinina en ratas diabéticas.

Khanam et al. (2011) documentaron la acción curativa del extracto alcohólico de T. cordifolia en la nefrotoxicidad inducida por el artificio, y hallaron una disminución de la creatinina sérica en ratas.

4.5 Perfil mineral del plasma sanguíneo

4.5.1 Calcio

El calcio plasmático (mg/dL) en el plasma sanguíneo de vacas lactantes tratadas con suplementos herbales y control se tabulan en **la Tabla 4.17.**

Tabla 4.17 Calcio (mg/dL) en el plasma sanguíneo de vacas lactantes tratadas con suplementos herbales y grupo control (Media±E.S.)

Grupo	Día 0	Día 15	Día 30	Día 45	Día 60	Día 75
T_0	8.28[a] ±0.04	8.15[a] ±0.07	8.35[a] ±0.16	8.20[a] ±0.04	8.15[a] ±0.06	8.43[a] ±0.11
T1	8.05[a] ±0.16	8.40[a] ±0.18	8,53[a] ±0,22	8.50[a] ±0.25	8.47[a] ±0.19	8,67[a] ±0,22
T2	8.05[b] ±0.08	8,23[ab] ±0,14	8,20[ab] ±0,13	8,20[ab] ±0,13	8,40[ab] ±0,14	8.58[a] ±0.08
T3	8,28[ab] ±0,13	8,10[ab] ±0,29	8.16[b] ±0.12	8,14[ab] ±0,12	8,13[ab] ±0,22	8.48[a] ±0.13

1. Las cifras con diferentes superíndices (a, b, c) difieren significativamente (p<0,05) entre filas.

2. Las cifras con diferentes superíndices (x, y, z) difieren significativamente (p<0,05) entre columnas.

3. T0-Control, T1-Giloy, T2-Fenogreco, T3-Ambos (Fenogreco+Giloy)

Los valores obtenidos en el presente estudio se encontraron en un rango normal de 8,0-11,4 mg/dL (Kahn CM et al. 2010). Los valores oscilaron entre 8,05±0,08 y 8,67±0,22 mg/dL. Los valores obtenidos estaban en el rango fisiológico normal en el presente estudio. Los valores de calcio en el plasma sanguíneo de los grupos de control (T0) y de tratamiento (T1, T2 y T3) fueron estadísticamente similares y no se observó ninguna tendencia particular en ninguno de los grupos durante el ensayo. No se observó ningún cambio significativo debido a la suplementación con hierbas.

4.5.2 Fósforo

El fósforo plasmático (mg/dL) en el plasma sanguíneo de vacas lactantes tratadas con suplementos herbales y control se tabulan en **la Tabla 4.18.**

Tabla 4.18 Fósforo (mg/dL) en el plasma sanguíneo de vacas lactantes tratadas con suplementos herbales y grupo control (Media±E.S.)

Grupo	Día 0	Día 15	Día 30	Día 45	Día 60	Día 75
A	6.20^a ±0.16	6.25^a ±0.25	6.05^a ±0.30	$6,25^a$ ±0,32	6.15^a ±0.20	6.23^a ±0.12
Ti	6.12^a ±0.09	6.07^a ±0.15	6.10^a ±0.07	6.03^a ±0.25	6.32^a ±0.20	$6,22^a$ ±0,32
T2	6.07^a ±0.29	6.10^a ±0.26	6.17^a ±0.33	6.10^a ±0.32	$6,12^a$ ±0,37	6.33^a ±0.14
T3	6.03^a ±0.42	6.03^a ±0.39	6.12^a ±0.30	6.13^a ±0.21	6.17^a ±0.23	6.25^a ±0.34

Los valores obtenidos en este estudio se ajustan al rango normal (5,6 a 6,5 mg/dL) dado por Kaneko et al. (2008). Los valores de fósforo en sangre en el caso de los grupos de control (T0) y de tratamiento (T1, T2 y T3) variaron dentro del rango normal y resultaron ser estadísticamente similares. Por lo tanto, no se observó ningún cambio en los niveles de fósforo en sangre debido a la suplementación de los tratamientos a base de hierbas.

4.5.3 Hierro

El hierro plasmático (µg/mL) en el plasma sanguíneo de vacas lactantes tratadas con suplementos herbales y control se tabulan en **la Tabla 4.19**

Tabla 4.19 Hierro (µg/mL) en el plasma sanguíneo de vacas lactantes tratadas con suplementos herbales y grupo control (Media±E.S.)

Grupo	Día 0	Día 15	Día 30	Día 45	Día 60	Día 75
T0	$1,91^a$ ±0,02	1.87^a ±0.06	$2,03^a$ ±0,07	2.09^a ±0.14	2.09^a ±0.14	1.93^a ±0.05
T1	$1,91^a$ ±0,12	$1,91^a$ ±0,09	$2,02^a$ ±0,24	2.19^a ±0.05	$2,05^a$ ±0,07	1.96^a ±0.09
T2	2.06^a ±0.09	$2,09^a$ ±0,17	$2,23^a$ ±0,07	2.30^a ±0.13	2.30^a ±0.08	$2,28^a$ ±0,17
T3	$2,01^{bc}$ ±0,09	1.93^c	$1,98^{bc}$ ±0,09	2.32^a	$2,22^{ab}$ ±0,06	$2,29^a$ ±0,12

		±0.07		±0.04		

1. Las cifras con diferentes superíndices (a, b, c) difieren significativamente (p<0,05) entre filas.

2. Las cifras con diferentes superíndices (x, y, z) difieren significativamente (p<0,05) entre columnas.

3. T0-Control, T1- Giloy, T2-Fenogreco, T3-Ambos (Fenogreco+Giloy)

Los valores de hierro plasmático obtenidos en el presente estudio oscilaron entre 1,87±0,06 y 2,30±0,08 µg/mL. El rango de referencia dado por Kaneko et al. (2008) para el valor de hierro plasmático en bovinos está entre 0,57 y 1,62 µg mL. Los valores de hierro plasmático encontrados en el presente estudio están más de acuerdo con los reportados por Bais (2009) en vaquillas cruzadas Jersey (1,91±0,15 a 2,09±0,10 µg/mL) . Se observó que los valores de hierro en plasma sanguíneo en los grupos de control (T0) y de tratamiento (Ti, T2 y T3) no siguieron ninguna tendencia particular durante la suplementación de los tratamientos herbales.

4.5.4 Cobre

El cobre plasmático (µg/mL) en el plasma sanguíneo de vacas lactantes tratadas con suplementos herbales y control se tabulan en **la Tabla 4.20**

Tabla 4.20 Cobre (µg/mL) en el plasma sanguíneo de vacas lactantes tratadas con suplementos herbales y grupo control (Media±E.S.)

Grupo	Día 0	Día 15	Día 30	Día 45	Día 60	Día 75
T0	0.43^b ±0.02	$0,48^{abxy}$ ±0,03	0.53^a ±0.00	$0,48^{ab}$ ±0,01	$0,48^{ab}$ ±0,02	0.50^a ±0.02
Ti	0.48^a ±0.03	$0,55^{axy}$ ±0,05	0.54^a ±0.04	0.49^a ±0.04	0.49^a ±0.05	0.53^a ±0.04
T2	$0,48^b$ ±0,02	$0,57^{ax}$ ±0,02	0.56^a ±0.02	0.45^b ±0.01	0.48^b ±0.03	$0,51^{ab}$ ±0,03
T3	0.44^b ±0.02	$0,45^{aby}$ ±0,03	0.51^a ±0.02	$0,46^{ab}$ ±0,02	0.43^b ±0.02	$0,45^{ab}$ ±0,01

i. Las cifras con diferentes superíndices (a, b, c) difieren significativamente (p<o.o5) entre filas.

2. Las cifras con diferentes superíndices (x, y, z) difieren significativamente (p<o.o5) entre columnas.

3. To-Control, Ti- Giloy, T2-Fenogreco, T3-Ambos (Fenogreco+Giloy)

Los valores obtenidos durante el ensayo experimental resultaron estar comprendidos entre o,43±o,o2 y 0,57±0,02 µg/mL. Estos valores son superiores al rango (0,328 a 0,352 µg/mL) mencionado en el libro de referencia (Kaneko et al. 2oo8). Bais (2oo9) informó de un rango de o,6o±o,o2 a o,84±o,o4 en novillas cruzadas Jersey. No se apreció ninguna tendencia específica en los valores de cobre en plasma sanguíneo en los grupos de control (T0) y de tratamiento (Ti, T2 y T3).

4.5.5 Zinc

El zinc plasmático (µg/mL) en el plasma sanguíneo de vacas lactantes tratadas con suplementos herbales y control se tabulan en **la Tabla 4.21**

Tabla 4.21 Zinc (µg/mL) en el plasma sanguíneo de vacas lactantes tratadas con suplementos herbales y grupo control (Media±E.S.)

Grupo	Día 0	Día 15	Día 30	Día 45	Día 60	Día 75
T0	0,53[ab] ±0,01	0.57[a] ±0.02	0.51[b] ±0.01	0,53[ab] ±0,02	0.50[b] ±0.02	0,52[aby] ±0,02
Ti	0.53[a] ±0.03	0.53[a] ±0.04	0.57[a] ±0.07	0.52[a] ±0.06	0.58[a] ±0.04	0,63[ax] ±0,03
T2	0.55[a] ±0.03	0.62[a] ±0.06	0.64[a] ±0.06	0.56[a] ±0.04	0.56[a] ±0.06	0,61[ax] ±0,02
T3	0.53[b] ±0.02	0.60[a] ±0.02	0,57[ab] ±0,03	0.52[b] ±0.02	0,58[ab] ±0,03	0,63[ax] ±0,02

1. Las cifras con diferentes superíndices (a, b, c) difieren significativamente (p<0,05) entre filas.

2. Las cifras con diferentes superíndices (x, y, z) difieren significativamente (p<0,05) entre columnas.

3. T0-Control, T1- Giloy, T2-Fenogreco, T3-Ambos (Fenogreco+Giloy)

Bais (2009) informó de niveles de zinc en sangre entre 0,87±0,01 y 1,01±0,04 µg/mL en novillas cruzadas Jersey. Hussain et al. (2003) informaron de que el valor medio de zinc sérico era de 1,25±0,13 µg/mL. Pankaj et al. (2003) documentaron que los niveles séricos de zinc en búfalas eran de 1,25±0,13 µg/mL. Los valores obtenidos en este estudio fueron inferiores a los valores reportados. Los valores de zinc en plasma sanguíneo en los grupos de control (T0) y de tratamiento (T1, T2 y T3) no mostraron ninguna tendencia particular durante el ensayo experimental.

CAPÍTULO - V RESUMEN Y CONCLUSIONES

Los galactogogos herbales son plantas medicinales que se utilizan para aumentar la producción de leche en los animales. Un gran número de plantas herbáceas han sido catalogadas como galactogogos, por ejemplo, el fenogreco, el hinojo, la ortiga, la ortiga picante, la hoja de ortiga, la alfalfa, la cimicifuga racemosa, el jeevanti, el cardo mariano, el shatavari, el giloy y el cardo bendito. Sin embargo, existen pocos informes científicos que demuestren su eficacia en animales lecheros. Es necesaria una evaluación exhaustiva, crítica y científica para incluir estas hierbas como potentes galactogogos herbales. Por lo tanto, el presente estudio se llevó a cabo con los objetivos de estudiar el efecto de dos de las hierbas comúnmente disponibles a saber, la alholva (*Trigonella foenum-graecum*) y Giloy (*Tinospora cordifolia*) en la producción de leche, la composición de la leche y los metabolitos de la sangre en animales cruzados Jersey.

El estudio se llevó a cabo con vacas lecheras cruzadas de raza Jersey mantenidas en la Granja Ganadera de Instrucción, Facultad de Veterinaria y Ciencias Animales, CSKHPKV, Palampur (Himachal Pradesh). Los animales se dividieron aleatoriamente en cuatro grupos (uno de control y tres de tratamiento), cada uno de ellos con seis animales. El grupo T0 (control) sólo recibió concentrado. Las vacas de los grupos T1, T2 y T3 recibieron polvo de tallo de Giloy (150 g), polvo de semillas de Fenogreco (150 g) y una combinación de ambas hierbas (75 g de cada una) respectivamente, mezcladas con el pienso concentrado durante 60 días. El primer registro de la producción de leche y la toma de muestras (leche y sangre) se realizó un día antes (Día 0) del inicio del tratamiento a base de hierbas y continuó hasta 15 días después de la interrupción de la alimentación a base de hierbas (Día 75). La producción de leche se registró con un intervalo de 5 días, mientras que la toma de muestras de leche y sangre se realizó cada 15 días, hasta el día 75. Los resultados así obtenidos se analizaron con ayuda del programa informático "SAS Enterprise Guide" utilizando ANOVA a un nivel de significación del 5%.

Los parámetros de la leche, es decir, el rendimiento lácteo, la composición (grasa láctea, SNF, proteína y lactosa por ciento), los minerales de la leche (Ca, P, Fe, Cu y Zn) y los parámetros bioquímicos de la sangre, es decir, la glucosa, el perfil lipídico (TAG, colesterol, HDL y LDL) y el perfil proteico (proteína total, albúmina, globulina y relación A: G). Glucosa, perfil lipídico (TAG, Colesterol, HDL y LDL), perfil proteico (Proteína total, Albúmina, Globulina y ratio A: G) y perfil renal (Nitrógeno ureico y Creatinina) junto con minerales plasmáticos (Ca, P, Fe, Cu y Zn) fueron evaluados en las muestras de leche y sangre recogidas de los animales control y tratados, utilizando técnicas analíticas estándar.

No se observaron cambios significativos en la producción de leche de las vacas tratadas con hierbas en comparación con el grupo de control. Sin embargo, la recuperación de la producción lechera tras el descenso posterior a la vacunación fue mejor en los grupos de tratamiento que en el rendimiento de los animales de control. Dentro de los grupos de tratamiento, los animales que recibieron giloy (T1) o la combinación de giloy y fenogreco (T3) obtuvieron mejores resultados numéricos que los que recibieron fenogreco solo (T2).

Se analizaron las muestras de leche para determinar los parámetros de composición de la leche (% de grasa láctea, % de SNF, % de lactosa y % de proteína láctea). No se observaron variaciones significativas en los valores de estos parámetros en ninguno de los grupos.

Se analizó el contenido en minerales (Ca, P, Fe, Cu y Zn) de las muestras de leche. Los valores de los minerales de la leche siguieron una tendencia similar en los grupos de control y de tratamiento. Sin embargo, los valores de fósforo de la leche en los animales suplementados con giloy fueron significativamente superiores a los de los animales del grupo de control en el día 60 de la suplementación con giloy. No se observaron diferencias significativas en ningún otro mineral durante el curso de la suplementación con hierbas en ninguno de los grupos de tratamiento.

Los parámetros bioquímicos sanguíneos mostraron cierta variación en algunos grupos. En el grupo alimentado con giloy (T1), los niveles de glucosa en plasma fueron significativamente inferiores a los de los animales del grupo de control. Las vacas lecheras lactantes suplementadas con fenogreco (T2) o tanto con giloy como con fenogreco (T3) no mostraron ninguna variación significativa en los niveles de glucosa plasmática durante el periodo de suplementación.

Los valores del perfil lipídico plasmático (TAG, colesterol total, HDL y LDL) de los animales alimentados con giloy (T1) siguieron siendo inferiores a los del grupo de control, pero las diferencias no fueron significativas. También en los grupos T2 y T3, los valores del perfil lipídico plasmático fueron inferiores a los del grupo de control y las diferencias para el colesterol plasmático total y LDL fueron significativas en el día 60.

El perfil proteico (proteína total, albúmina, globulina y relación A: G) no se vio muy afectado durante el curso de la suplementación con giloy. Sin embargo, se observaron niveles más bajos de albúmina plasmática y niveles más altos de globulinas plasmáticas desde el día 15 hasta el día 45. La relación A: G fue significativamente menor en los animales alimentados con giloy en comparación con el control en el día 45. No se observaron variaciones significativas en los valores del perfil proteico de los animales de los grupos T2 y T3. Estos cambios pueden atribuirse al hecho de que los animales fueron sometidos a vacunación durante el ensayo.

No pudo atribuirse a la suplementación con giloy ningún efecto significativo sobre el perfil renal (nitrógeno ureico y creatinina). Del mismo modo, en los animales que recibieron fenogreco o ambas hierbas (T2 y T3) los niveles de nitrógeno ureico mostraron una variación inespecífica que no parece estar relacionada con la suplementación con hierbas.

No se observó ninguna tendencia específica en los valores de los minerales del plasma sanguíneo (Ca, P, Fe, Cu y Zn). Sin embargo, se observaron algunas variaciones en sus valores durante el transcurso del experimento. Los cambios fueron similares en los grupos de control y de tratamiento, por lo que no pueden atribuirse a la suplementación con hierbas.

Del presente estudio se puede concluir que:

• La alimentación de vacas cruzadas Jersey en lactación con polvo de tallo de giloy o polvo de semillas de fenogreco, solos o combinados, no produjo ningún cambio significativo en la producción de leche.

• Los parámetros de composición de la leche (grasa, SNF, proteína láctea y lactosa) y los minerales en sangre y leche no cambiaron de forma significativa tras la administración de giloy, fenogreco o ambas hierbas a vacas Jersey cruzadas en lactación.

• La suplementación con giloy (T1) redujo significativamente los niveles de glucosa en sangre, mientras que el fenogreco solo o en combinación con giloy resultó eficaz para reducir los niveles de colesterol total y LDL en sangre de vacas lecheras lactantes. La mayoría de los demás parámetros bioquímicos sanguíneos permanecieron inalterados en los animales de control y en los tratados.

BIBLIOGRAFÍA CITADA

Abo El-Nor SAH, Khattab HM, Al-Alamy HA, Salem FA y Abdou MM. 2007. Effect of some medicinal plants seeds in the rations on the productive performance of lactating buffaloes. *Revista Internacional de Ciencia Lechera* 2(4): 348-355

Aher VD y Wahi AK. 2010. Pharmacological study of *Tinospora cordifolia* as an immunomodulator. *Revista Internacional de Investigación Farmacéutica Actual* 2(4): 52-54

Akers RM. 1985. Lactogenic Hormones: Binding sites, mammary growth, secretory cell differentiation, and milk biosynthesis in ruminants. *Journal of Dairy Science* 68: 501-519

Al- Janabi, Abdul K y Ahmed F. 2012. Feeding effects of fenugreek seeds (*Tringonella foenum-graecum*) on lactation performance, some serum constituents and prolactin hormone level in Damascus crossbred goats. *Diyala Agricultural Sciences Journal* 4(1): 1-8

Alamer MA y Basiouni GF. 2005. Feeding effects of fenugreek seeds (*Trigonella foenum-graecum*) on lactation performance, some plasma constituents and growth hormone level in goats. *Pakistan Journal of Biological sciences* 8(11): 1553-1556

Al-Habori M y Raman A. 1998. Review: antidiabetic and hypocholesterolaemic effects of fenugreek. *Investigación sobre fitoterapia* 12: 233-242

Al-Shaikh MA, Al-Mufarrej SI y Mogawer HH. 1999. Effect of fenugreek seeds *(Trigonella foenum-graecum)* on lactational performance of dairy goat. *Journal of Applied Animal Research* 16: 177-183.

Al-Sherwany DAO. 2015. Feeding effects of fenugreek seeds on intake, milk yield, chemical composition of milk and some biochemical parameters in Hamdani ewes. *Al-Anbar Journal of Veterinary Science* 8(1): 49-54

Arora SP y Gupta BS. 1969. Variation in the milk components of Nimari cows. *Indian Journal of Dairy science* 22: 65-72

Bais IS. 2009. Estudios estratégicos de suplementación mineral sobre el rendimiento de novillas. M.V.Sc Thesis, p 65. Departamento de Fisiología Veterinaria y Bioquímica, CSK Himachal Pradesh Krishi Vishvavidyalaya, Palampur, India.

Baker SB, Worthley LIG. 2002. The Essentials of Calcium, Magnesium and Phosphate Metabolism: Parte I. Fisiología. *Critical Care and Resuscitation* 4: 301-306

Ballou LU, Bleck JL, Bleck GT y Bremel RD. 1993. Los efectos de inyecciones diarias de oxitocina antes y despúes del ordeño en la producción de leche, plasmina láctea y composición de la leche.

Journal of Dairy Science 76: 1544-1549

Bauman DE y Eppard PJ. 1985. Respuestas de vacas lecheras de alta producción al tratamiento a largo plazo con somatotropina pituitaria y somatotropina recombinante. *Journal of Dairy Science* 68: 13521362

Beck NFG, Tucker HA y Oxender WD. 1979. Mammary arterial and venous concentrations of prolactin in lactating cows after milking or administration of thyrotropin-releasing hormone or ergocryptine. *Endocrinology* 104(1): 111-117

Behera PC, Tripathi DP y Parija SC. 2013. *Shatavari*: Potentials for galactogogues in cows. *Revista india de conocimientos tradicionales* 12(1): 9-17

Bergeron R y Elsener J. 2008. Comparación de la caída de leche postvacunal en vacas lecheras vacunadas con una de dos vacunas comerciales diferentes. *Veterinary Therapeutics* 9(2): 141-146

Bharti SK, Sharma NK, Gupta AK, Murari K y Kumar A. 2012. Pharmacological actions and potential uses of diverse Galactogogues in Cattle. *Revista Internacional de Farmacología y Terapéutica* 2(1)

Bhatt N, Singh M y Ali A.2009. Effect of feeding herbal preparations on milk yield and rumen parameters in lactating crossbred cows. *Revista Internacional de Agricultura y Biología* 11: 721726

Bhattacharyya C y Bhattacharyya G.2013. Therapeutic potential of Giloe, *Tinospora cordifolia* (Willd.) Hook. f. & Thomson (Menispermaceae): La hierba mágica del ayurveda. *Revista Internacional de Archivos Farmacéuticos y Biológicos* 4(4): 558-584

Bruckmaier RM y Blum JW. 1997. Liberación de oxitocina y extracción de leche en rumiantes. *Journal of Dairy Science* 81: 939-949

Capassoa R, Avielloa G, Capassoa F, Savinob F, Izzoa AA, Lemboa F y Borrelli F. 2009. Silymarin BIO-Cs, an extract from Silybum marianum fruits, induces hyperprolactinemia in intact female rats. *Fitomedicina* 16: 839-844

Casey TM y Plaut K. 2007. El papel de los glucocorticoides en la activación secretoria y la secreción de leche, una perspectiva histórica. *Journal of Mammary Gland Biology and Neoplasia* 12: 293-304

Cerbulis J y Farrell JRHM. 1975. Composición de las leches de vacuno lechero II. Ash, Calcium, Magnesium and Phosphorus. *Journal of Dairy Science* 59(4): 589-593

Chakraborty S y Pal SK. 2012. Plantas para la salud del ganado: Una revisión de las hierbas etno-veterinarias en el cuidado de la salud veterinaria. *Anales de Medicina Ayurvédica* 1(4): 144-152

Chlàdek G y Mâchai L. 2004. Changes in the relationship between blood plasma glucose concentration and milk production in Czech Pied cows in the course of the year. *Acta Universitatis Agriculturae et Silviculturae Mendelianae Brunensis* 2: 97-104

Chauhan SS. 1999. Studies on some factors affecting milk minerals in Jersey and crossbred cows. M.V.Sc Thesis, p 25-64. Department of Veterinary Physiology and Biochemistry, CSK Himachal Pradesh Krishi Vishvavidyalaya, Palampur, India.

Collier RJ y Tucker HA. 1978. Regulation of cortisol uptake in mammary tissue of cows. *Journal of Dairy Science* 61: 1709

Colmenero JJ y Broderick GA. 2006. Effect of dietary crude protein concentration on milk production and nitrogen utilization in lactating dairy cows. *Journal of Dairy Science* 89: 17041712

Convey EM, Thomas JW, Tucker HA y Gill JL. 1972. Effect of thyrotropin releasing hormone on yield and composition of bovine milk. *Journal ofDairy Science* 56(4): 484-486

Dandotiya H, Singh G y Kashaw SK. 2013. The galactagogues use by Indian tribal communities to overcome poor lactation. *Revista Internacional de Biotecnología y Bioingeniería de investigación* 4(3): 2231-1238

Devinoy Eve, Houdebine LM y Deluois C. 1978. Role of prolactin and glucocorticoids in the expression of casein genes in rabbit mammary gland organ culture. *Biochimica et Biophysica Acta* 517: 360-366

Dhingra D, Vaneeta J, Sharma S y Kumar HR. 2011. Evaluación de la actividad antiobesidad de los tallos de *Tinospora cordifolia* en ratas. *Revista Internacional de Investigación en Ayurveda y Farmacia* 2(1): 306-311

Djokovic R, Kurcubic V, Ilic Z, Cincovic, Lalovic M, Jasovic B y Bojkovski J. 2017. Correlación entre metabolitos bioquímicos sanguíneos, producción de leche, ingesta de materia seca y balance energético en vacas lecheras durante la lactancia temprana y media. *Avances en diabetes y metabolismo* 5(2): 26-30

Djiane J y Durand P. 1977. Prolactina progesterona antagonismo en la autorregulación de los receptores de prolactina en la glándula mamaria. *Nature* 266: 641

Djiane J, Durand P y Kelly PA. 1977. Evolution of prolactin receptors in rabbit mammary gland during pregnancy and lactation. *Endocrinology* 100(5): 1348-1356

Eidi A, Eidi M y Sokhteh M. 2007. Effect of fenugreek (*Trigonella foenum-graecum*) seeds on serum parameters in normal and streptozotocin-induced diabetic rats. *Nutrition Research* 27: 728733

Elmann A, Balgees A, Nuha MJ, Rahmatalla SA, Amasiab EO y Mahala AG. 2013. Effect of Fenugreek seed supplementation on feed intake, some metabolic hormones profile, milk yield and composition of Nubian goats. *Revista de Investigación de Ciencias Animales* 7(1): 1-5

El-Soud NHA, Khalil MY, Hussein JS, Oraby FSH y Farrag HAR. 2007. Antidiabetic effects of Fenugreek alkaloid extract in streptozotocin induced hyperglycemic rats. *Journal of Applied Sciences Research* 3(10): 1073-1083

El-Tawil GA. 2009. Effect of fenugreek (*Trigonella foenum-graecum*) supplementation on radiation-induced oxidative stress in liver and kidney of rats. *Journal of Radiation Research and Applied Sciences* 2(1): 19-30

Enb A, Abou Donia MA, Abd-Rabou NS, Abou-Arab AAK y El-Senaity MH. 2009. Composición química de la leche cruda y comportamiento de los metales pesados durante el procesado de los productos lácteos. *Global Veterinaria* 3 (3): 268-275.

Fleet IR, Goode JA, Hamon MH, Laurie MS, Linzell JL y Peaker M. 1975. Secretory activity of goat mammary glands during pregnancy and the onset of lactation. *Revista de Fisiología* 251: 763773

Folley SJ, y Young FG. 1941. La prolactina como hormona lactogénica específica. *Lancet* 1: 380

Forar FL, Kincaid RL, Preston RL y Hillers JK. 1982. Variation of inorganic phosphorus in blood plasma and milk of lactating cows. *Journal of Dairy Science* 65: 760-763

Frankic T, Volic M, Salobir J y Rezar V. 2009. Uso de hierbas y especias y sus extractos en nutrición animal. *Acta Agriculturae Slovenica* 94(2): 95-102

Gautam, Dalal RS y Pathak V. 2010. El sector lácteo indio: Time to revisit operation flood. *Ciencia ganadera* 127: 164-175

Gibson JP. 1984. The effects of frequency of feeding on milk production of dairy cattle: an analysis of published results. *Producción Animal* 38: 181-189

Gorewit RC y Sagi R. 1984. Efectos de la oxitocina exógena sobre la producción y variables de ordeño de las vacas, *Journal of Dairy Science* 67: 2050-2054

Gorewit RC, Wachs EA, Sagi R y Merrill WG. 1983. Conceptos actuales sobre el papel de la oxitocina en la eyección de la leche, *Journal of Dairy Science* 66: 2236-2250

Gowan JW y Tobey E. 1931. Sobre el mecanismo de la secreción láctea: The Influence of Insulin and Phloridzin. *Revista de Fisiología General* 15(1): 67

Gupta JJ, Dey A, Bhatt BP, Chakrabarti A, Dayal S, Kumari R y Barari SK. 2014. Performance of lactating crossbred cows fed on forage based total mixed ration. *Livestock Research International* 2(2): 30-32

Hamden K, Jaouadi B, Carreau S, Bejar S y Abdelfattah E. 2010. Inhibitory effect of fenugreek galactomannan on digestive enzymes related to diabetes, hyperlipidemia, and liver-kidney dysfunctions. *Biotecnología e Ingeniería de Bioprocesos* 15: 407-413

Hamden K, Jaouadi B, Salami T, Carreau S, Bejar S, y Elfeki A. 2010. Modulatory effect of Fenugreek saponins on the activities of intestinal and hepatic disaccharidase and glycogen and liver function of diabetic rats. *Biotecnología e Ingeniería de Bioprocesos* 15: 745-753

Hannan JMA, Rokeya B, Faruque O, Nahar N, Mosihuzzaman M, Azad Khan AK y Alia L. 2003. Effect of soluble dietary fibre fraction of *Trigonella foenum graecum* on glycemic, insulinemic, lipidemic and platelet aggregation status of Type 2 diabetic model rats. *Journal of Ethnopharmacology* 88: 73-77

Hart IC, Bines JA, Morant SV y Ridley JL. 1978. Endocrine control of energy metabolism in the cow: comparison of the levels of hormones (Prolactin, Growth hormone, insulin and Thyroxine) and metabolites in the plasma of high and low yielding cattle at various stages of lactation. *Revista de Endocrinología* 77: 333-345

Herrenkohl LR. 1972. Effects on lactation of progesterone injections administered after parturition in the rat. *Actas de la Sociedad de Biología y Medicina Experimental* 140: 1356

Holcomb HH, Costlow ME, Buschow RA y McGuire WL. 1976. Prolactin binding in rat mammary gland during pregnancy and lactation. *Biochimica et Biophysica Acta* 428: 104-112.

Hussain K, Sharma MC, Chinmay J y Kumar P. 2003. Mineral profile of cattle in certain areas of Bareilly. En: proceedings national symposium and XXI ISVM convention, Anand

Hutton JB. 1957. The effect of growth hormone on the yield and composition of cow's milk. *Revista de Endocrinología* 16: 115-125

Ingalls WG, Convey EM y Hafs HD. 1973. Bovine serum LH, GH and prolactin during late pregnancy, parturition and early lactation. *Actas de la Sociedad de Biología Experimental y Medicina* 143:161-164

Jackson PGG y Cockcroft PD. 2002. Examen clínico de animales de granja. Blackwell Science, Inc.p 303

Kahn CM, Line S y Aiello SE. 2010. The Merck Veterinary Manual (Décima edición). Merck & Co, Inc. p 2826

Kaneko J, Harvey J y Bruss M. 2008. Clinical Biochemistry of Domestic Animals (Sexta edición).

Academic Press, Inc. p 882-888

Khanam S, Mohan NP, Devi K y Sultana R. 2011. Papel protector de *Tinospora Cordifolia* contra la nefrotoxicidad inducida por cisplastina. *Revista Internacional de Farmacia y Ciencias Farmacéuticas* 3(4): 98-70

Koprowski JA, y Tucker HA. 1973. Prolactina sérica durante varios estados fisiológicos y su relación con la producción de leche en el bovino. *Endocrinology* 92: 1480.

Kuam GN y Hellwig A. 1928. El contenido de cobre de la leche. *Journal of Biological Chemistry* 78: 681-684.

Kumar S, Pandey AK, Razzaque WAA y Dwivedi DK. 2011. Importancia de los microminerales en el rendimiento reproductivo del ganado. *Veterinary World* 4(5): 230-233

Kumar S, Mehla RK y Dang AK. 2008. Use of Shatavari (Asparagus racemosus) as a galactopoetic and therapeutic herb- A review. *Agricultural Review* 29(2): 132-138

Kume SI y Tanabe S. 1993. Effect of parity on colostral mineral concentrations of Holstein cows and value of colostrum as a mineral source for newborn calves. *Journal of Dairy Science* 76: 16541660

Lincoln DW y Paisley AC. 1982. Control neuroendocrino de la eyección de leche. *Journal of Reproduction and Fertility* 65: 571-586

Lonnerdal B, Keen C L y Hurley LS. 1981. Iron, Copper, Zinc and Manganese in milk. *Annual Review of Nutrition* 1: 149-74

Louis TM, Stellflug JN, Tucker HA y Hafs HD. 1974. Plasma prolactin, growth hormone, luteinizing hormone and glucocorticoids after prostaglandin F2α in heifers. *Actas de la Sociedad de Biología Experimental y Medicina* 147: 128-133

Luca LJ, De-Silva-JH, Grimoldi RJ, Capaul-E G y De-Luca LJ. 1976. Fertilidad en bovinos y aplicación práctica de algunos valores. En: Proceedings of the 20th world veterinary congress, July 1975, Thessaloniki, Greece. p 972-974

Ludri RS, Upadhyay RC y Singh M. 1989. Milk production in lactating buffalo receiving recombinantly produced bovine somatotropin, *Journal of Dairy Science* 72: 2283-2287

Machlin LJ. 1973. Effect of growth hormone on milk production and feed utilization in dairy cows. *Journal of Dairy Science* 56: 575-580.

Maher A y NMB. 2013. Efecto del uso de semillas de alholva en la producción de leche y algunas características de la sangre en las vacas frisonas locales. *Revista de la Universidad de Ciencias*

Agrícolas de Tikrit 13(2): 70-75

Mallick S y Prakash BS. 2011. Influencia de la alimentación de *Tinospora cordifolia* periparto en los parámetros de lactación en vacas cruzadas. *Revista de Fisiología Animal Nutrición Animal* 96(6): 1112-1120

Mamoun T, Mukhtar MA y Tabidi MH. 2014. Effect of fenugreek seed powder on the performance, carcass characteristics and some serum attributes. *Investigación avanzada en agricultura y veterinaria* 1(1): 6-11

Mayne CS y Gordon FJ. 1984. The effect of type of concentrate and level of concentrate feeding on milk. *Producción animal* 39: 65-76

Mir AN, Parveen K, Aarif O y Shergojry SA. 2013. Effect of *Tinospora cordifolia* supplementation on certain biochemical parameters in lactating Murrah buffaloes during winter season. *Revista Internacional de Investigación Científica* 2(7): 515-516

Mir AN, Parveen K, Wani SA, Shergojry SA, Ashutosh y Aarif O. 2014. Milk production status of lactating murrah buffaloes on *Tinospora cordifolia* supplemented diet with special reference to immunological, metabolic and hormonal profile. *Animal Science Reporter* 8(1): 18-25

Mir AN, Kumar P, Rather SA, Sheikh FA y Wani SA. 2015. Effect of supplementation of *Tinospora cordifolia* on lactation parameters in early lactating Murrah buffaloes. *Boletín del Búfalo* 34(1): 17-20

Mittal J, Sharma MM, Batra A. 2014. *Tinospora cordifolia*: a multipurpose medicinal plant- A review. *Revista de Estudios de Plantas Medicinales* 2(2): 32-47

Mohanty , Senapati MR, Jena D y Behera PC. 2014. Ethnoveterinary importance of herbal galactogogues -a review. *VeterinaryWorld* 7(5): 325-330

Mouffok CE, Madani T, Semara L, Ayache N y Rahal A, 2013. Correlation between body condition score, blood biochemical metabolites, milk yield and quality in Algerian Montbéliarde cattle. *Revista Veterinaria de Pakistán* 33(2): 191-194

Mukherjee R, De UK y Ram GC. 2010. Evaluation of mammary gland immunity and therapeutic potential of *Tinospora cordifolia* against bovine subclinical mastitis. *Tropical Animal Health Production* 42: 645-651

Nasser AK, Shams Al-dain QZ, Abou y Mahmood. 2013. Using fenugreek seeds powder as a feed additive in rations of Sharabi local cows and its effect on some hematological and biochemical parameters. *Revista iraquí de ciencias veterinarias* 27(1): 13-19

Nickérson K, Bonsnes RW, Douglas RG, Condliffe P y Vigneaud VDU. 1957. Oxytocin and milk ejection. *Revista Americana de Obstetricia y Ginecología* 67(5): 1028-1034

Nocek JE y Russell JB. 1988. Proteína y energía como sistema integrado. Relationship of ruminal protein and carbohydrate availability to microbial synthesis and milk production. *Journal of Dairy Science* 71: 2070-2107

Nostrand SD, Galton DM, Erb HN y Bauman DE. 1991. Effects of daily exogenous oxytocin on lactation milk yield and composition. *Journal of Dairy Science* 74: 2119-2127

Pankaj K, Sharma MC, Chinmay J y Hussain K. 2003. Stusies on macro and micro mineral profile of buffaloes in Bareilly district. In:Proceedings National Symposium and XXI ISVM convention, Anand

Patel HN, Desai HB y Krishnamurthy R. 2013. Plant as a booster for lactation. *Natural Products: An Indian Journal* 9(7): 298-304

Patel RK, Singh CB y Kumar A. 1982. Seasonal variations in feed-milk relationships and productivity of different feeds. *Asian Journal of dairy research* 1(2): 141-147

Pavlata L, Podhorsky A, Pechova A y Chomat P. 2005. Differennces in occurrence of selenium, copper and deficiencies in dairy cows, calves, heifers and bulls. *Veterinari-medicina* 50(9): 390400

Petit P, Sauvaire Y, Ponsin G, Manteghetti M, Fave A y Ribes G. 1993 Effects of a fenugreek seed extract on feeding behaviour in the rat: Metabolic-endocrine correlates. *Pharmacology Biochemistry and Behaviour* 45: 369-374

Phukan M, Baruah A, Sharma BC y Baruah KK. 2002. Mineral concentrations in milk of crossbred (Jersey x Assam Local) cows during different days of lactation. *Indian Journal of Animal Research* 36(1): 74-75

Raghuram TC, Sharma RD, Sivakumar B y Sahay BK. 1994. Effect of fenugreek seeds on intravenous glucose disposition in non-insulin dependent diabetic patients. *Investigación sobre fitoterapia* 8: 83-86

Rook JAF y Campling RC. 1965. Effect of stage and number of lactation on the yield and composition of cow's milk. *Journal of Dairy Science* 32: 45-55

Sakai S, Bowman PD, Yang J, McCormick K y Nandi S. 1979. Glucocorticoid regulation of prolactin receptors on mammary cells in culture. *Endocrinology* 104(5): 1447-1449

Schmidt GH. 1966. Efecto de la insulina sobre el rendimiento y la composición de la leche de vacas lecheras. *Journal of Dairy Science* 49(4): 381-385

Scott HM, Atkins G, Willows B y McGregor R. 2001. Effects of 2 commercially-available 9-way killed vaccines on milk production and rectal temperature in Holstein-Friesian dairy cows. *Canadian Veterinary Journal* 42: 793-798

Sebela F y Klicnik V. 1975. Diferencia en la composición de la leche en diferentes niveles de rendimiento lechero de las vacas. *Zivocisna-Vyroba* 20: 263-270

Sehgal AB y Sood SK. 2013. Ethnoveterinary practices for herbal cure of livestock used by rural populace of Hamirpur, (H.P.) India. *Journal of Agriculture and Veterinary Science* 3(1): 7-14

Shah MA y Mir PS. 2004. Effect of dietary fenugreek seed on dairy cow performance and milk characteristics. *Canadian Journal of Animal Science* 84: 725-729

Sharma MC, Joshi C y Sarkar TK. 2003 . Status of macro minerals in soil, fodder and serum of animals in Kumaon hills. *Journal of Animal Sciences* 73(3): 308-311

Shaw JC, Chung AC y Bunding I. 1954. The effect of pituitary growth hormone and adrenocorticotropic hormone on established lactation. *Endocrinology* 56(3): 327-334

Sheth NA, Tikekar SS, Ranadive KJ y Sheth AR. 1978. Influence of bromoergocryptine on estrogen modulated prolactin receptors of mouse mammary gland. *Endocrinología Molecular y Celular* 12: 167-176

Singh AP, Joshi HC y Singh R. 1972. Studies on certain blood comstituents in cattle and buffaloes. *Indian Veterinary Journal* 49: 473-477

Sinha K, Mishra NP, Singh J y Khanuja SPS. 2004. *Tinospora cordifolia* (Guduchi), a reservoir plant for therapeutic applications: A Review. *Indian Journal of Traditional Knowledge* 3(3): 257270

Smith VG, Edgerton LA, Hafs HD y Convey EM. 1973. Bovine serum estrogens, progestins and glucocorticoids during late pregnancy, parturition and early lactation. *Journal of Animal Science* 36(2): 391-396

Srinivasan K. 2005. Spices as influencers of body metabolism: an overview of three decades of research. *Food Research International* 38: 77-86

Stanely P, Prince M y Menon VP. 2000. Hypoglycaemic and other related actions of *Tinospora cordifolia* roots in alloxan-induced diabetic rats. *Journal of Ethnopharmacology* 70: 9-15.

Stanely P, Prince M y Menon VP. 2003. Hypoglycaemic and hypolipidaemic action of alcohol extract of *Tinospora cordifolia* roots in chemical induced diabetes in rats. *Phtyotherpay Research* 17: 410-413

Stanely P, Prince M, Menon VP y Gunasekaran PG. 1999. Hypolipidaemic action of *Tinospora cordifolia* roots in alloxan diabetic rats. *Journal of Ethnopharmacology* 64: 53-57.

Stark A y Madar Z. 1993. The effect of an ethanol extract derived from fenugreek (*Trigonella foenum-graecum*) on bile acid absorption and cholesterol levels in rats. *British Journal of Nutrition* 69: 271-281

Tabares FP, Jaramillo JVB y Ruiz-Cortés ZT. 2014. Panorama farmacológico de los galactogogos. *Medicina Veterinaria Internacional* 1: 1-20

Tipu MA, Akhtar MS, Anjum MI y Raja ML. 2006. Nueva dimensión de las plantas medicinales como alimento animal. *Pakistan Veterinary journal* 26(3): 144-148.

Toppo FA, Akhand R y Pathak AK. 2009. Pharmacological actions and potential uses of Trigonella foenum-graecum: A review. *Asian Journal of Pharmaceutical and Clinical Research* 2(4): 29-38

Tucker HA. 1981. Control fisiológico del crecimiento mamario, lactogénesis y lactación. *Journal of Dairy Science* 64: 1403-1421

Tucker HA. 2000. Hormonas, crecimiento mamario y lactancia: una perspectiva de 41 años. *Journal of Dairy Science* 83: 874-884

Vaghamashi DG, Murkute VD, Jangale PR y Jotaniya AH. 2016. Impact of balanced feeding on milk production, milk fat and feeding cost in crossbred cows. *Revista Internacional de Ciencia, Medio Ambiente y Tecnología* 5(6): 3989-3992

Vaidya SV. 2001. The Indian Feed Industry, Compound Livestock Feed Manufacturers Association of India, 43rd National Symposium: Growth Prospects under Globalised Scenario *vis-à-vis* Livestock Production and Trade, Goa, India.

Vetrivadivelan K, Venkateswaran KV, Selvasubramanian S y Sesh PSL. 2012. Antihyperlipidemic effect of *Tinospora cordifolia* extract in streptozotocin induced diabetic rats. *Indian Journal of Pharmaceutical sciences and Research* 3(5): 1423-1429

Vijayakumar MV, Singh S, Chhipa RR y Bhat MK. 2005. The hypoglycaemic activity of fenugreek seed extract is mediated through the stimulation of an insulin signalling pathway. *Revista Británica de Farmacología* 146: 41-48

Wadood N, Wadood A y Shah SAW. 1991. Effect of *Tinospora cordifolia* on blood glucose and total lipid levels of normal and alloxan-diabetic rabbits. *Planta medica* 58: 131-136

Zuppa AA, Sindico P, Orchi C, Carducci C, Cardiello V, Romagnoli C y Catenazzi P. 2010. Seguridad y eficacia de los galactogogos: Sustancias que inducen, mantienen y aumentan la producción de leche materna. *Revista de Ciencias Farmacéuticas* 13(2): 162-174

ANEXOS

Appendix 1

Producción de leche (kg/día) de vacas en lactación tratadas con suplementos herbales y grupo de control (Media±E.S.)

Grupo	Día 0	Día 5	Día 10	Día 15	Día 20	Día 25	Día 30	Día 35	Día 40	Día 45	Día 50	Día 55	Día 60	Día 65	Día 70	Día 75
A	7.06[a] ±1.64	7.17[a] ±1.65	6.28[a] ±1.60	6.28[a] ±1.61	6.46[a] ±1.86	6.67[a] ±1.80	6.33[a] ±1.71	6.50[a] ±1.54	6.09[a] ±1.46	6.11[a] ±1.43	6.14[a] ±1.53	6.03[a] ±1.44	6.11[a] ±1.49	5.88[a] ±1.56	5.78[a] ±1.55	5.31[a] ±1.21
Ti	7.23[a] ±1.31	7.28[a] ±1.05	6.40[a] ±1.13	6.75[a] ±1.32	6.62[a] ±1.28	6.64[a] ±1.25	6.65[a] ±1.23	7.00[a] ±1.37	6.22[a] ±1.21	6.64[a] ±1.31	7.15[a] ±1.75	7.20[a] ±1.68	7.23[a] ±1.65	7.06[a] ±1.48	6.98[a] ±1.44	5.58[a] ±1.01
T2	7.04[a] ±0.80	7.29[a] ±0.77	6.24[a] ±0.69	6.53[a] ±0.76	6.76[a] ±0.75	6.79[a] ±0.66	6.81[a] ±0.63	6.99[a] ±0.51	6.50[a] ±0.55	6.42[a] ±0.64	6.45[a] ±0.68	6.31[a] ±0.72	6.31[a] ±0.73	6.13[a] ±0.73	6.10[a] ±0.74	5.83[a] ±0.81
T3	7.29[a] ±1.02	7.45[a] ±1.10	6.49[a] ±0.82	6.72[a] ±1.00	6.80[a] ±1.01	6.90[a] ±0.82	6.99[a] ±0.73	7.17[a] ±0.64	6.78[a] ±0.73	7.16[a] ±0.88	6.87[a] ±0.86	6.95[a] ±0.72	7.09[a] ±0.78	6.86[a] ±0.72	6.86[a] ±0.73	6.53[a] ±0.93

1. Las cifras con diferentes superíndices (a, b, c) difieren significativamente (p<0,05) entre filas.

2. Las cifras con diferentes superíndices (x, y, z) difieren significativamente (p<0,05) entre columnas.

3. T0-Control, T1- Giloy, T2-Fenogreco, T3-Ambos (Fenogreco+Giloy)

Appendix 2

Glucosa (mg/dL) en el plasma sanguíneo de vacas lactantes tratadas con suplementos herbales y grupo de control (Media±E.S.)

Grupo	Día 0	Día 15	Día 30	Día 45	Día 60	Día 75
A	54,03[bc] ±0,62	51,38[cx] ±1,79	53,55[bcx] ±0,65	52,90[bcx] ±1,02	55,95[bx] ±1,97	65,57[ax] ±0,69
Ti	56,22[a] ±1,82	43,60[cy] ±2,07	43,63[cy] ±1,20	45,87[bcy] ±0,78	49,10[by] ±0,76	58,53[ay] ±2,17

Grupo	Día 0	Día 15	Día 30	Día 45	Día 60	Día 75
T2	51,57[a] ±2,17	48,22[axy] ±1,96	48,75[axy] ±2,85	50,48[axy] ±2,76	49,93[ay] ±2,65	55,15[ay] ±2,42
T3	52,77[b] ±1,39	48,75[bxy] ±2,04	48,92[bxy] ±2,31	52,77[bx] ±1,58	50,40[bxy] ±1,69	65,30[ax] ±1,61

Appendix 3

Colesterol (mg/dL) en el plasma sanguíneo de vacas lactantes tratadas con suplementos herbales y grupo de control (Media±E.S.)

Grupo	Día 0	Día 15	Día 30	Día 45	Día 60	Día 75
T0	163,48[ab] ±2,65	159,00[bx] ±3,26	162,43[ab] ±7,59	167,43[ab] ±4,59	175,80[ax] ±2,95	177,23[axy] ±6,12
T1	170,52[a] ±5,70	156,82[axy] ±11,99	163,35[a] ±11,86	156,22[a] ±9,07	158,30[ax] ±11,29	182,50[ax] ±11,15
T2	156,62[a] ±12,79	136,36[axy] ±7,36	147,47[a] ±10,59	148,54[a] ±10,15	129,63[ay] ±8,82	148,73[ay] ±11,11
T3	152,45[ab] ±8,04	132,98[by] ±7,42	149,95[ab] ±7,64	152,32[ab] ±3,29	129,88[by] ±2,25	161,68[axy] ±11,52

1. Las cifras con diferentes superíndices (a, b, c) difieren significativamente (p<0,05) entre filas.

2. Las cifras con diferentes superíndices (x, y, z) difieren significativamente (p<0,05) entre columnas.

3. T0-Control, T1- Giloy, T2-Fenogreco, T3-Ambos (Fenogreco+Giloy)

Appendix 4

HDL (mg/dL) en el plasma sanguíneo de vacas lactantes tratadas con suplementos herbales y grupo de control (Media±E.S.)

Grupo	Día 0	Día 15	Día 30	Día 45	Día 60	Día 75
A	117,70[ab] ±2,15	115,05[b] ±3,35	122,03[ab] ±3,82	116,85[ab] ±1,13	124,65[a] ±2,47	122,07[ab] ±0,58
Ti	112,38[a] ±5,07	106,82[a] ±7,72	114,30[a] ±10,16	114,60[a] ±7,06	118,58[a] ±7,17	121,33[a] ±6,69
T2	112,37[a] ±8,41	104,75[a] ±8,91	109,55[a] ±8,91	108,08[a] ±7,32	110,72[a] ±8,32	114,10[a] ±6,54

| T3 | 109.65[b] ±4.23 | 102,68[b] ±1,89 | 109,13[b] ±4,14 | 114,73[ab] ±3,45 | 114,73[ab] ±5,71 | 126,33[a] ±6,18 |

Appendix 5

LDL (mg/dL) en el plasma sanguíneo de vacas lactantes tratadas con suplementos herbales y grupo de control (Media±E.S.)

Grupo	Día 0	Día 15	Día 30	Día 45	Día 60	Día 75
T0	53,63[b] ±2,02	48,28[b] ±4,61	48,48[b] ±4,35	51,15[b] ±2,88	54,88[abx] ±1,90	63,78[a] ±1,53
T1	59,60[a] ±2,66	54,73[a] ±5,81	54,63[a] ±6,50	56,67[a] ±5,98	53,50[ax] ±5,19	67,77[a] ±6,96
T2	56,41[a] ±4,89	50,43[ab] ±4,54	51,04[ab] ±3,40	48,52[ab] ±2,09	42,72[by] ±2,68	55,89[a] ±3,52
T3	51,38[ab] ±4,96	44,09[b] ±4,19	46,13[ab] ±3,90	46,09[ab] ±1,99	40,68[by] ±1,68	55,36[a] ±2,02

1. Las cifras con diferentes superíndices (a, b, c) difieren significativamente (p<0,05) entre filas.

2. Las cifras con diferentes superíndices (x, y, z) difieren significativamente (p<0,05) entre columnas.

3. T0-Control, T1- Giloy, T2-Fenogreco, T3-Ambos (Fenogreco+Giloy)

BREVE BIOGRAFÍA DEL ESTUDIANTE

Nombre:	Anurag Sharma
Nombre del padre:	Sh. Ved Prakash Sharma
Nombre de la madre:	Sra. Usha Sharma
Fecha de nacimiento:	24-03-1991
Dirección permanente:	Vill. Boni, P.O Bhapral, Teh. Ghumarwin, Distt. Bilaspur. H.P. 174027. Contact: 9459718471

Títulos académicos:

Examen	Mes, Año	Escuela/Instituto	Junta Directiva Universidad	Notas(%)/OGPA; División
Secundaria (Clase 10)[th]	Mayo de 2007	DAV Senior Secondary School, Kullu (HP)	CBSE	82 % Primera División
Secundaria superior	Mayo de 2009	-----do -----	CBSE	81.4 %

(Clase 12th)				Primera División
B.V.Sc. y A.H.	julio, 2015	Dr. GC Negi COVAS	CSKHPKV, Palampur (HP)	6.87/10 Segunda División

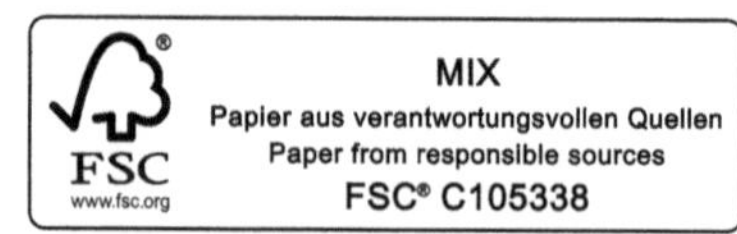

Printed by Books on Demand GmbH, Norderstedt / Germany